35921
代謝平衡 健康瘦身

2022暢銷增修版

國立臺灣大學、
中原大學營養教育教師
盛弘醫療體系產學合作中心執行長
洪泰雄——著

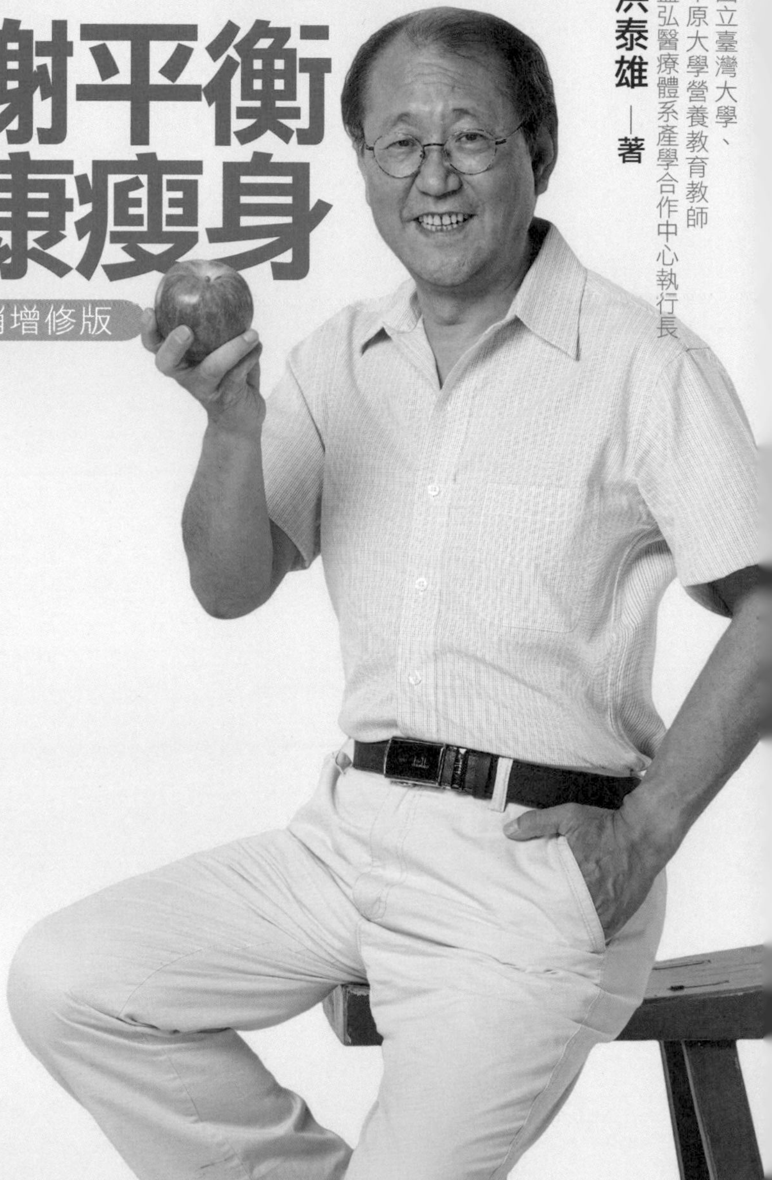

作者應各界邀請分享瘦身經驗與營養知識

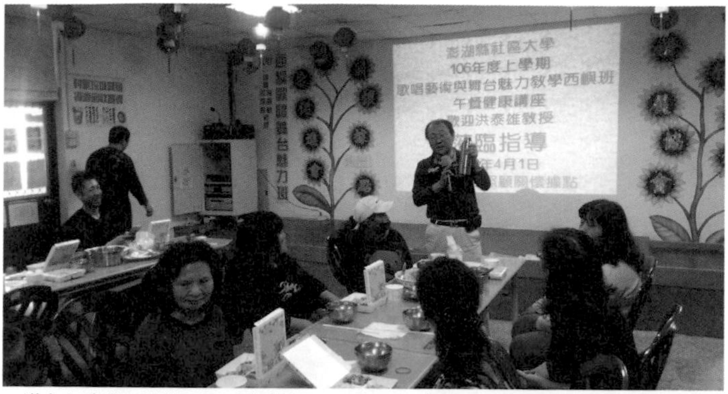

▲洪主任應邀至澎湖社區大學舉辦健康講座，受到當地民眾歡迎。

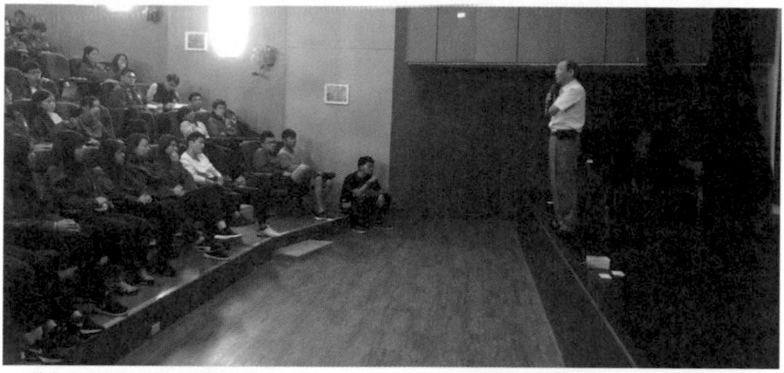

▲洪主任至馬公高中舉辦營養健康講座，幫助年輕學子建立正確的營養觀念。

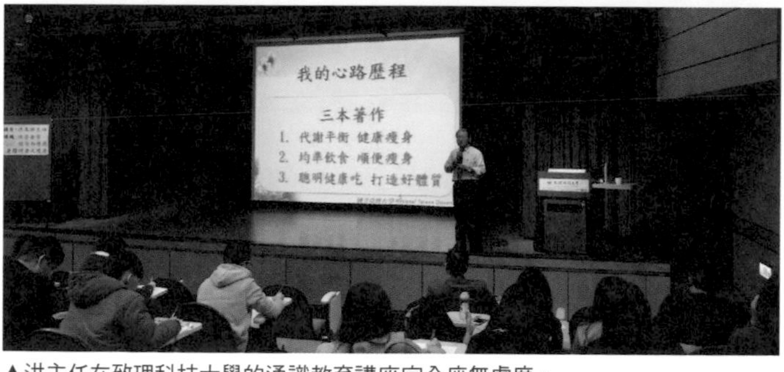

▲洪主任在致理科技大學的通識教育講座完全座無虛席。

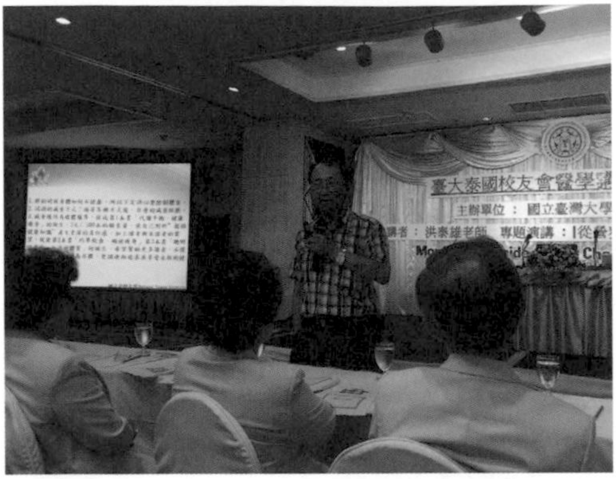

▲洪主任在臺灣大學泰國校友會醫學講座中分享正確的營養知識與觀念。

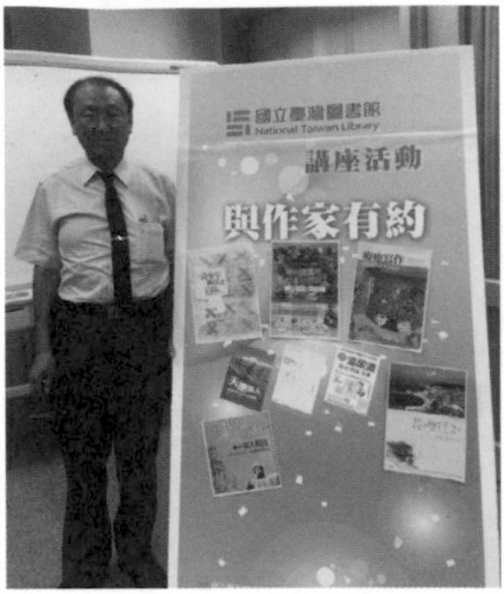

▲洪主任應邀舉辦國立臺灣圖書館與作家有約營養教育課程。

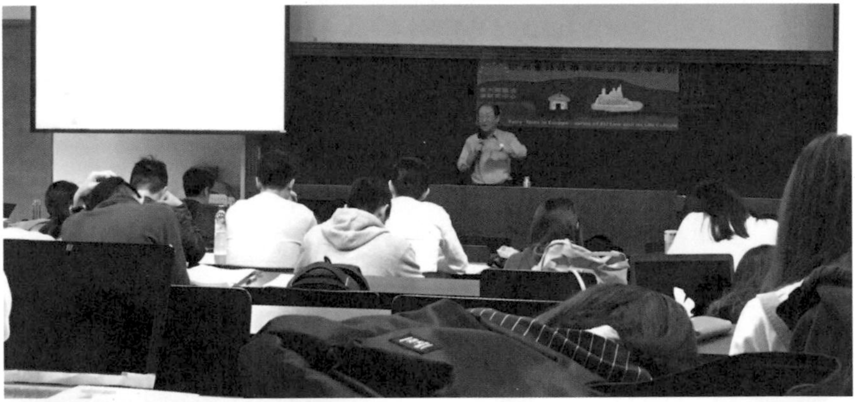

◀洪主任在臺灣大學開授通識教育營養教育課程的上課實況。

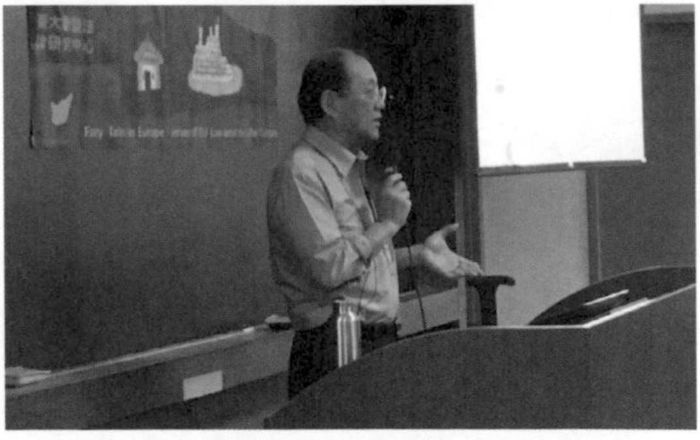

▲洪主任在臺灣大學通識教育營養教育課程中認真教授營養知識。

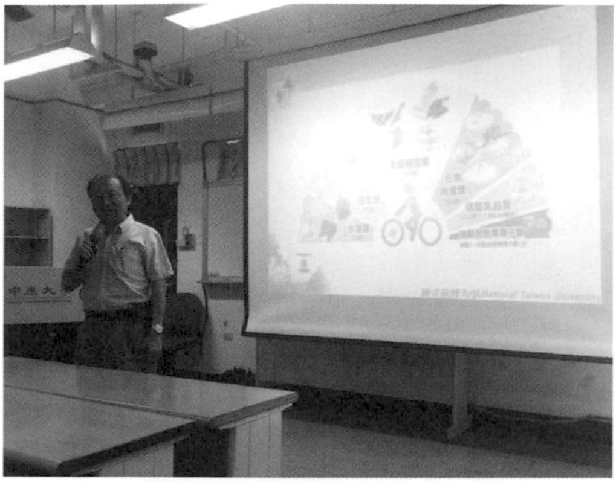

▲洪主任在中原大學開設營養課程，課堂講課情形。

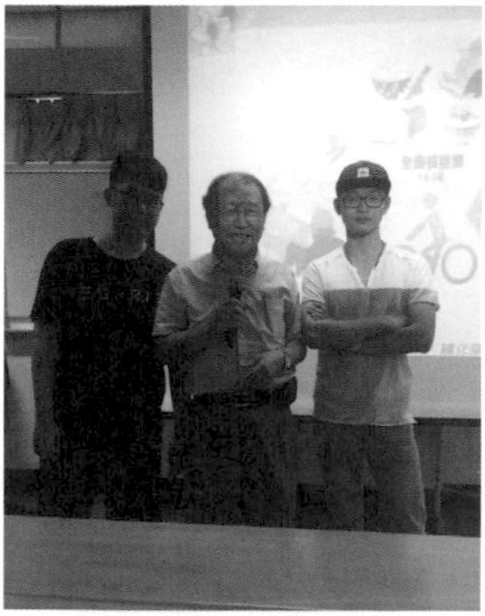

▲洪主任與中原大學營養課程中與學生合影。

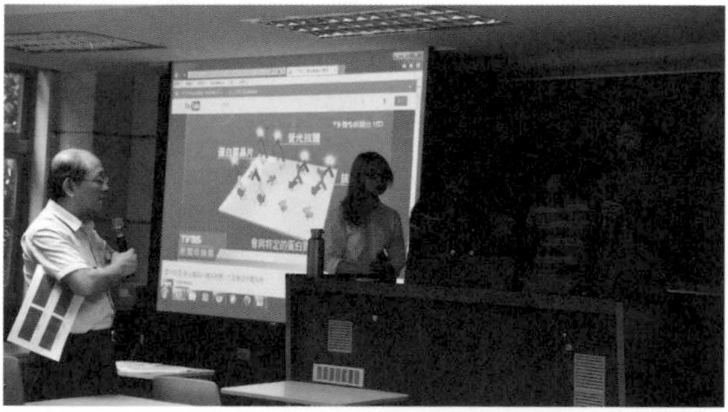

▲洪主任在臺灣大學營養教育與傳播課程中仔細聆聽學生的報告。

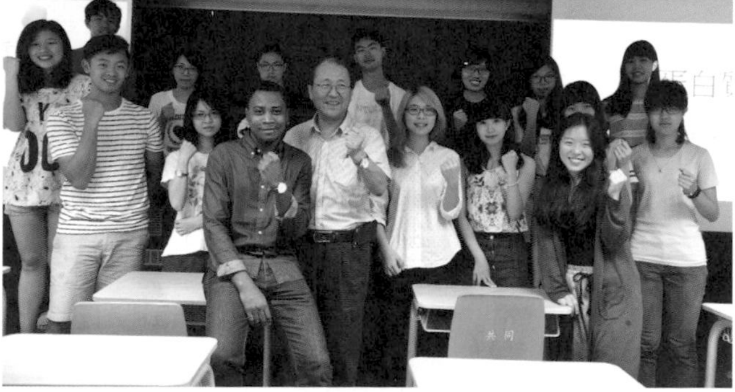

▲洪主任與其所指導的臺灣大學通識教育營養教育課程學生合影。

目錄
Contents

目錄 Contents

第二部 加速代謝平衡的飲食及生活

Chapter 6 分享個人推薦的好食物 ◆134
善用幾樣好法寶，在健康瘦身路上助你事半功倍。

Chapter 7 酵素幫幫忙，消化代謝更順利 ◆141
人體就像一部汽車，酵素就像汽油一樣，有了汽油車子才會開動，否則只是一部靜止不動的車子。

Chapter 8 飲食要均衡，身體也要動一動 ◆146
均衡的飲食輔以有效的運動，不僅可以讓身體更有效活化，也可以達到相輔相成的作用。

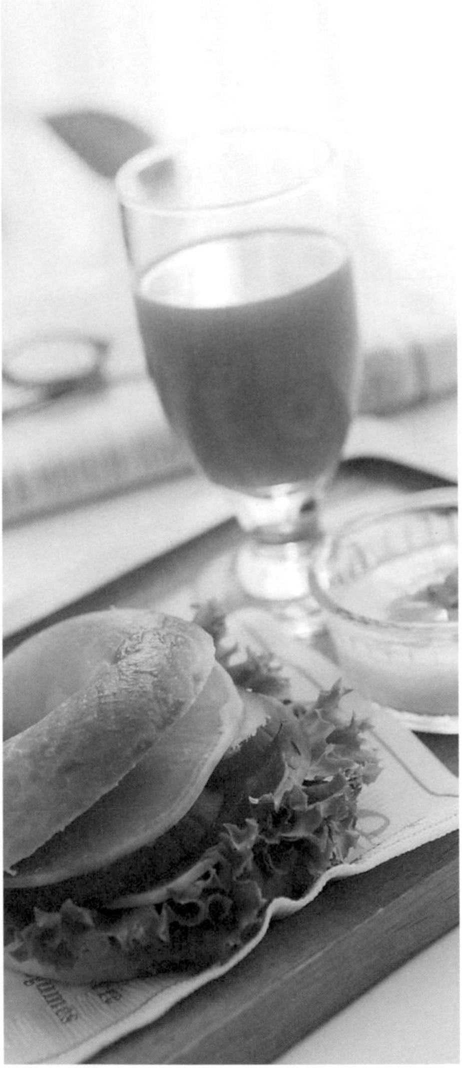

目錄 Contents

第三部 避免掉入飲食陷阱

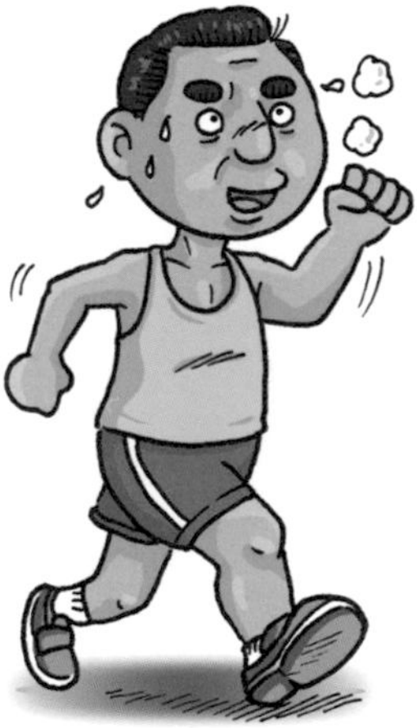

第四部 我的代謝平衡生活

特別收錄

甩肉進階保證班

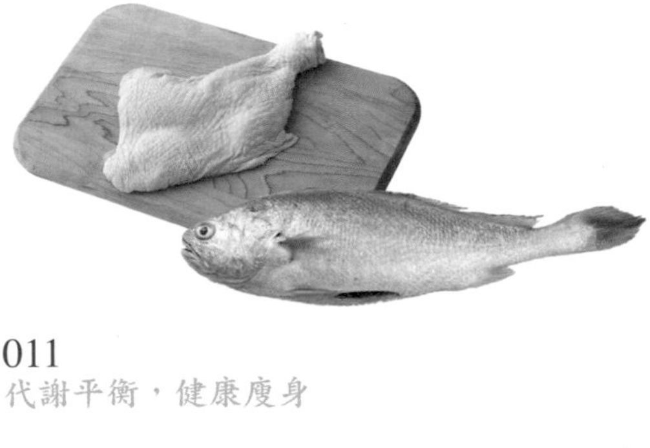

一起實踐35921飲食，讓你我走在健康道路上

楊弘仁

我所敬重的洪泰雄老師，目前擔任盛弘醫療體系產學合作中心執行長，協助推動臺大敏盛護理館的建設。

初次見面，洪老師送給我他的幾本大作，書中都強調「35921健康飲食」的概念，尤其聽聞這本書已累銷六萬本以上，幫助許多人為了健康而減重成功。

洪老師在臺灣大學、中原大學、澎湖科技大學和澎湖社區大學教授營養課程，他把傳播正確營養觀念當成終身志業，令我十分敬佩！我們正計畫打造臺灣第一個智慧醫療中心，特別力邀洪老師把他的健康飲食理念能協助民眾落實在生活中，因而有了「洪老師35921健康廚房」的規劃。他提

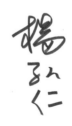

出的健康概念口號是「35921密碼健康餐、真食消費」，實際作法包含「雲端廚房」、「連鎖加盟」、「量身訂做打造餐」、「會員制」、「APP健康營養週邊產品」、「自有品牌」與「跨業結盟」。此外，也推出「指尖任務打造健康大小事」，內容包括「營養新知」、「每日該吃多少卡路里？」。

這個健康廚房的烹調原則是採取低油低鹽、沒有食品添加物及多工處理。同時思考哪些食材含有較高的膳食纖維，以期降低國人罹患大腸癌的機率。因應不同的目標族群推出不同料理變化，兼顧營養與美味。如計畫推出低GI便當食譜，不僅兼顧五色原則，還可用不同風味的烹調方式來滿足消費者多元口味，同時也會貼心考量全蔬食的需求飲食方式。

洪老師希望透過這樣短、中、長期經營的模式，讓更多民眾能吃出健康，打造好體質，改善疾病之苦。他告訴我，教學必須與實務合為一，才不致落入學理上的誤差。洪老師的健康概念是透過健康餐廳，把教學與演講營養教育實踐於日常飲食的殿堂。有了這樣一個實體的環境，讓營養知識可以實際應用，民眾吃慣了健康餐後，回歸家中自然也容易持續。透過經常變化的菜色與營養教育的養成，不僅提高民眾消費的黏著度與忠誠度，相信也對於營養教育的健康促進有極大助益。

洪老師的品牌價值是「營養識，健康行」，35921是解鎖健康飲食日常的密碼，宗旨是將健康促進的營養知識，化身健康生活的日常，不再只知道要用食物養生卻仍不得其門而入。讓營養教育實踐於日常飲食中，是他的營養教育的7.0版。

如今洪老師從中文教育跨領域走入營養傳播，熱忱始終如一。期待這本暢銷書仍能長長久久被讀者肯定，讓更多有益的營養知識被推廣落實。

讓我們一起遵循實踐洪老師的35921飲食，走在健康的道路上！

（本文作者為盛弘醫藥股份有限公司董事長、敏盛醫療體系執行長）

健康是人生最大的財富與幸福

二十一世紀被稱為是「預防醫學」時代，而健康照護（Healthcare）的重要性已經勝於醫療照護（Medicare）。

行政院經建會預估，臺灣六十五歲以上老年人口比率將於二〇一七年達到百分之十四．三六，正式邁入高齡化社會。高齡化社會的來臨，使得追求高品質的健康生活，不再只是醫療單位的任務，更是每一個人的權利與責任。

現代人因工作壓力與生活習慣偏差，「肥胖」已經成為最普遍的文明病之一。肥胖可能的引起的心血管疾病、高血壓、糖尿病、關節炎等慢性疾病，不但成為健保制度沉重的負擔，對於個人生活品質更可能產生負面影響。因此，維持正常的體重，是追求高品質健康生活的首要步驟。當你做好個人健康管理，為自己贏得健康後，方可為自己在生活、工作及人生道路上創造更多的價值與幸福。

一般人都認為減肥及維持體重是件非常困難的事。然而我看到本校註冊組洪泰雄主任透過均衡飲食與規律的生活守則，在短短兩個月內成功減重八公斤、四個月更累計減重達十七公斤，目前不但減重二十公斤，且持續維持，為他自己贏得了健康與自信。而洪主任不藏私與樂於與人分享的性格，使他逢人便分享自己因瘦身而贏得健康的方法，並積極邀約友人共同實踐，鼓勵大家和他一樣取回自己健康的主導權。

他也因此親身經歷而受邀主講多場與瘦身及健康相關的演講，現在更將他個人的成功經驗出書與更多人分享，期盼幫助有體重過重問題的讀者們，可以跟他一樣重新贏回輕盈體態、健康生活與自信人生。

在本書中，洪主任詳盡地與讀者分享他的代謝平衡飲食生活、適當的身體運動及規律生活的方式，同時提供正確的飲食知識作為他健康均衡飲食生活的支持。書中洪主任更自創「35921」飲食口訣：一天只吃3餐；每餐之間隔5小時；晚上9點之前用完餐；每天至少喝2千毫升的水；每天1顆蘋果，以利大家記憶並實踐。

英國名諺：「及時一針，省卻將來九針（A stitch in time saves nine）。」就是預防重於治療的意義。有心追求高品質健康生活的人，請跟著洪主任一起身體力行，並發揮你們的恆心與毅力，從「均衡飲食」出發，活出更輕鬆的健康人生。

（本文作者曾任國立臺灣大學校長）

健康瘦身從均衡飲食做起

孫震

本書作者洪泰雄先生是我臺灣大學的舊友，我離開臺大雖然已有多年，但我們仍有很多快樂相聚的機會。泰雄近年「發福」，感覺上有了一點「分量」，這也是進入中年常見的現象。可是二〇〇九年初看到泰雄，好像又回到年輕時候的身材，而且容光煥發，神采奕奕。大家都問：「發生了什麼奇蹟？」

原來泰雄參加了德國沃夫・方法（Wolf Eckhart Funfack）醫師針對新陳代謝失衡所設計的三十天均衡飲食課程，經過血液生化檢測，接受專屬個人化的均衡飲食。課程結束後，繼續維持均衡飲食，並根據親身的經驗，發展出自己的健康管理模式，融入日常生活之中。

這次見面後不久，泰雄寄給我沃夫・方法醫師原著、嚴麗娟中譯的《吃對營養，享受健康》，並附有一張字條說：「願這本MB健康均衡代謝書籍，能帶給您及家人一些健康概念。若您力行它，將可獲得無可預知的效益。祝福您及家人！」MB是"metabolic balance"的縮寫，表示代謝平衡。我收到後放在手邊，一直沒有時間翻閱。最近遇到中興大學副校長蘇玉龍教授，驚見他神清氣爽，人瘦了不少，好像年輕了十歲。問他如何做到？他說：「就是照洪泰雄的方法。」

我近年也有過重的問題，血壓升高，精神萎頓。去年下定決心節食，體重雖然略有下降，但免疫力降低，生了幾場病，飲食稍微放鬆一點，體重又見回升，血壓更高，令我煩惱不已。聽了蘇教授的話，回家立刻讀沃夫・方法醫師的書，覺得有相當的難度，試了幾次，一直無法終卷，只好暫時擱置一旁。

現在泰雄將自己實踐均衡飲食、健康瘦身的道理和方法，用流暢的文字寫成本書。他的方法包括三餐均衡飲食，每天喝水兩千至三千毫升，早晚床上的簡易運動和按摩，每天三十分鐘快走和慢跑四部分。均衡飲食要遵守

「35921」五大原則，即一天只吃三餐，各餐間隔五小時，九時前吃完晚餐，每天最少喝兩千毫升的水，和每天早餐一顆蘋果。泰雄並公布他一星期的作息時間表和每天三餐的內容，將所有原本就簡單明瞭的原理和原則，具體化為人皆可以做到的實例。這是我所看到的最容易懂、容易做的瘦身保健書。

我家中養生保健的書少說也有二、三十本，全部上架成了書房中的裝飾品，只有泰雄的這本大作，尚未問世我已從頭到尾讀了一遍，而且已從喝水和快走兩個項目開始實施，接著要做早晚的床上運動，只有較麻煩複雜的飲食部分要等太太讀過才有辦法做到。

泰雄體重最高時飆到八十四公斤，血壓達到一四〇至一五〇／一〇〇毫米汞柱，實施均衡飲食生活後一周微降一至二公斤，兩個月後減至七十六公斤，現在維持在六十五至六十六公斤左右。血壓也降到一二〇／八十二毫米汞柱，他覺得身體輕便，精神愉悅，思考敏捷，工作效率提高，家庭生活也和樂幸福。泰雄自己就是他這本大作最好的見證。

我感謝泰雄兄要我為本書寫序，讓我有寶貴的機會先讀為快，而且從最簡單易行的部分開始實踐。我住板橋火車站附近，這幾天早晨不到六點鐘起床，到隔街的新北市第一運動場快走五圈，大約兩千公尺，然後散步到站前廣場，閒看鴿子啄食，兒童上學，順道買報紙回家。我平常走路匆忙，從不東張西望，今天早晨忽然發現火車站前路上兩排木棉花盛開，一片燦爛，我住的大樓沿街兩排小葉欖仁也不知什麼時候長出一層一層新綠，覺得生機無限。

泰雄兄這本大作一定暢銷，我祝福他常保健康，為我們母校臺灣大學做出更多貢獻！

（本文作者為臺灣大學名譽教授、臺灣大學校友會文化基金會董事長、臺大經濟研究學術基金會董事長）

飲食要得宜，代謝要均衡

陳明豐

健康是人生的基石。有了健康，人生充滿無窮的希望，是彩色的；沒有了健康，人生一切都是空談，是黑白的，這是一般人耳熟能詳的。然而，大部分的人都是在失去健康以後才真正體會到其中含意，也才願意努力去從事有關健康的活動，期待把健康找回來後重新享受人生。

既然如此，實行健康生活何不及時？人云：「老來病時，少時招來」，又云：「預防勝於治療」，故在青壯時期就應好好保養身體。我將「飲食控制」、「運動生活化」、「良好生活習慣」奉為個人養生及健康管理的三大準則。

近日洪主任新著本書邀我為之作序，於拜讀大作後發現本書論點正與我身體力行之準則不謀而合。

其中尤以「代謝平衡飲食生活」強調均衡飲食決定你的體態與健康，此又與體重控制息息相關，而天天量體重更是我每天例行的保健之道，因為體重會告訴你身體健康狀況，當然得「斤斤計較」！若攝取過多熱量，一定會反映在體重上，所以體重是一個非常重要的健康指標。

除了運動，體重更可以透過飲食來改善，也就是「均衡飲食」有其絕對的必要性，若能配合定期健檢，精準地得知自身血液、生理等各項健康指數，那就更理想了。

就我認識的洪主任，誠如書中所言是一個科學主義實踐者，在他減重這條路上即可應證，為了健康的堅持，其恆心與毅力實在令人感動。他在減重成功、恢復健康之餘，為造福有同樣困擾的人，除將其親身經歷與心得盡數披露外，更旁徵博引相關理論與知識於本書中，可見其古道熱腸。

相較於一般坊間健康保健類的書刊，本書自有其不同之處，別具特色。本書以現身說法、陳述作者真實生活的情境，見證如何從超重、高血壓、打鼾、精神不濟、昏昏欲睡……等健康危機下，堅持「不針不藥、三餐必吃」的原則，於短期內透過均衡飲食來達成新陳代謝的平衡，從而拾回健康的喜悅。

書中除教你如何實踐均衡飲食生活、具體實行步驟、容易記憶的口訣（如3、5、9、2、1）與撇步，並提供相當篇幅的健康營養資訊，且內容淺顯易懂，圖文並茂、容易令人產生認同，而且容易實行，值得大家藉此小小一本書來大大投資自己的健康，因為健康是我們最大的財富。

誠如洪主任感言，任何人如果把健康擺在第一位，就會有絕對的毅力與恆心去拒絕美食的誘惑；如果把它當成是一種挑戰，那麼在健康漸進的過程中，更是一種樂趣與成就，必可品味到甜美的果實；如果把它當成是一種財產，它更是最寶貴最重要的無形資產。

當然，此書的出版除經驗分享外，更有對讀者的殷殷期待，那就是大家天天量體重、飲食要得宜、代謝要均衡、運動要適度、管理要自主、身心要快樂，將工作休閒化、運動生活化、生活自然化，若能持之以恆必可遠離疾病，達到身心靈健康的境界，大家共勉之。

（本文作者為中國醫藥大學醫療體系總執行長、中國醫大附設醫院心臟血管中心院長、前國立臺大醫院院長）

將健康減重落實到日常生活中

陳泰然

在一次與洪泰雄先生聚會的場合中，他很興奮地與我們分享他的最新體驗。他表示，透過均衡飲食與代謝平衡的簡單觀念，並落實到他的日常生活裡之後，不僅降低了他的體重，更重新獲得健康快樂，包括睡眠品質改進與血壓、血脂的降低。當時我有點半信半疑，心想：「好多醫生也體重過重、毛病重重，難道他們不知道這些道理嗎？」倒是我太太立刻相信，起而傚尤，果然體重、血壓、血糖一起改善。

多年來，每次我健康檢查時醫生都提醒必須降低體重，但均未能成功，在洪泰雄先生與我太太的鼓勵下，我嘗試將上述觀念融入我的日常飲食方式裡，果然我也健康的將體重、血脂下降到令人滿意的程度。

洪泰雄先生在臺灣大學是一位急公好義的同事，最懂得與別人分享心得與快樂。最近他像傳福音般到處演講且逢人就勸說，希望大家以他為例，建立正確、良好的飲食習慣，以促進健康。現在，他進一步著書傳播，希望更多人也能分享他健康快樂的經驗，我內心佩服，更感謝他的愛心。

（本文作者曾任國立臺灣大學學術副校長、現任中國文化大學董事長）

前言

掌握35921飲食及7大原則，能讓您健康享瘦久久！

當自己對某件事物覺得有興趣或有需求，就會想辦法去接觸、學習，所以關鍵不是結果，而是過程；也不見得都很清楚自己要什麼，只是每個人都有各自不同去嘗試的理由。那麼就去找你有興趣的事，你就不會覺得那麼辛苦。這就是我走向營養教育的心路歷程，我做得到，你也做得到。

「臥薪嘗膽」可以形容我十年來研讀營養知識而走向營養教育的心境。健康之道無他，掌握飲食力、ＥＱ力、睡眠力，能讓你健康活到九十九歲，但務必遵守３５９２１飲食及７大健康原則。

原則① 每天吃三餐，每餐用餐時間不超過六十分鐘

吃三餐目的是為了保證身體的正常發育和健康，每日吃三餐，食物中的蛋白質消化吸收率為百分之八十五；如改為每天吃兩餐，則蛋白質消化吸收

率只有百分之七十五。米飯不能少，一天兩碗是極限，不能吃得像小鳥，全穀雜糧，都是極佳選擇。

現代研究證明，在早、中、晚這三段時間裡，人體內的消化酵素特別活躍，這說明人在什麼時候吃飯是由生物鐘控制的。

跳過任何一餐，新陳代謝功能都可能會間歇性遲緩，不易達到平衡狀態。吃多餐，會使血糖一直在偏高狀態，雖說維持血糖恆定，卻也因此失掉了使脂肪分解的機會。從細胞學理論來看，人還是要依照細胞代謝的原理，吃三餐，才能維持身體的健康。

原則② 每餐先從蛋白質吃起，再吃蔬菜，後吃水果

每餐從動物、植物性蛋白質中選擇先吃，豆、魚、肉、蛋，蛋白質不能少，但不能過量，避免腎臟功能受損，產生尿蛋白及腎絲球過濾率不正常。

每天蔬菜和水果都不能少，蔬菜要比水果多，且最好選擇多於五種顏色，蔬菜量不能少於三碗。

蛋白質的量維持體重乘以一或乘以一．二，例如六十公斤的人，三餐

的蛋白質總熱量是六十公克或七十二公克，這樣計算大概每一餐只能吃二十或二十四公克左右的蛋白質，不要忘記了一碗飯有八公克的蛋白質，一碗蔬菜有兩公克的蛋白質，這些都必須要計算進去。

手掌（一公分厚度）的一半，大約有十四公克的蛋白質，再加上二分之一碗的飯（四公克蛋白質）及一碗蔬菜（二公克蛋白質）大概就有二十公克，這樣蛋白質就不會過量。

吃下蛋白質後，它是低升糖指數的食物，胰臟就會製造胰高血糖素，可以抑制胰島素出現，不會過量分泌胰島素，之後再吃蔬菜，若要增加飽足感可再吃熱量較低且含有較多纖維質之五穀飯（七穀飯、十穀飯、糙米、胚芽米，腎臟功能不好的人只能吃低蛋白米），但不要吃精製白米飯，因為吃下白米飯容易讓血糖上升，刺激胰島素分泌，而加速脂肪堆積。之後再吃水果，以達到均衡飲食的原則，胰島素這時才會開始分泌，所以上升的速度就會減緩，也讓飢餓的感覺緩慢升高。

先吃蛋白質一半的食物之後，再吃後面的食物，就可以混著吃，不會影響血糖值升高，也不會讓胰島素過度分泌。這是很重要的概念，絕不是先吃完蛋白質再吃蔬菜再吃飯，屆時難道只能飯拌醬油來吃嗎？這個概念非常重要，是有學理依據的。

原則③ 餐與餐之間間隔五小時，期間不再進食其它食物

利用瘦體素及飢餓素原理，吃飽不吃，餓時就吃。換言之，對食物的慾望要懂得控制。

人體真的是很奇妙，當你吃飽時，瘦體素（也叫做瘦體蛋白 leptin ）會告訴你你吃飽了，這是由我們的腦下垂體的下視丘去執行命令，之後再有什麼山珍海味在你面前，也不要為之所動，為了健康要懂得拒絕美食的誘惑，絕不下肚，五個小時後等胃清空食物，飢餓素就會告訴你要吃下一餐了。

兩餐間隔的時間要適宜，間隔太長會引起高度飢餓感，影響工作效率；間隔時間太短，前一頓食物在胃裡還沒有消化代謝完，就接著吃下一頓食物，會使消化器官得不到適當的休息，消化功能就會逐步降低，影響食慾和消化。

一般混合食物在胃裡停留的時間大約是四至五小時，兩餐的間隔以四至五小時比較合適，如果是五至六小時基本上也合乎要求。

吃過東西後血糖和胰島素都會增加，但要等到血糖和胰島素都降下來，才會開始燃燒脂肪。間隔五小時才用餐，可減輕消化系統的負擔，讓身體重新調整步調，也會幫助脂肪燃燒；若餐與餐之間又再一直進食，會影響脂肪

燃燒的速率。因此必須有規律地按時用餐，千萬不能因為工作忙或一味追求體型美而不吃飯或拖延就餐時間。另外，偏食會引起體內某種營養素的缺乏，只有每種食物都吃，才能滿足人體所需要的各種營養素。

原則④ 晚餐要在晚上九點前吃完，且不能吃宵夜

研究顯示，晚餐少吃會睡得好，晚餐最好吃八分飽，以感覺不餓為原則。晚上九點以後最好不要再吃任何食物，這樣可使晚上吃的食物在睡眠和休息的時間氧化身體的脂肪充分消化及代謝，也有助及早進入深眠時期，讓腦脊髓液能在大腦及小腦裡沖洗雜質（腦脊髓液類似淋巴液的功用，能把養分運送至腦部與脊髓，並回收老舊的廢物）。白天睡醒時能精神飽滿、腦袋清楚地面對一天忙碌的工作。

人們排尿的高峰時間是飯後四至五小時，而晚飯若吃得過遲，人們不再進行激烈活動，會使晚飯後產生的尿液全部滯留在膀胱中。這樣，膀胱尿液中鈣的含量會不斷增加，久而久之，就形成了尿路結石。因此，晚餐要把握在晚上九點前吃完。

原則⑤ 每天在對的時間喝至少兩公升以上含鉀鈉鎂鈣的開水

人在睡眠狀態下，仍會因呼吸、流汗等，持續流失水分，養成早上起床、刷牙後，喝一杯四百至六百毫升溫開水的習慣，能降低血液濃度，促進血液循環，還能幫助腸胃加速蠕動，有助排泄、避免便秘。

另外三餐前三十分鐘，喝四百至六百毫升的開水，能減緩飢餓感，避免暴食。喝杯水，也能促進循環，有利水溶性營養素吸收，還能啟動體內酵素、燃燒脂肪，防止肥肉囤積。

在餐與餐間、晚餐後，每隔一．五至二小時也都要補充二百至三百毫升的開水。

若當天水分攝取量已足夠，建議睡前一小時內盡量少喝水。因為睡前喝水半夜就可能起床解尿而影響睡眠，導致隔天精神不濟，影響學習或工作。代謝、內分泌系統功能較差的人，還可能會有水腫的狀況。

在正確的時間飲用足夠的水分，不僅有助健康減重，也有益睡眠品質的改善。很多35921執行者說，他們半夜醒來的狀況逐漸消失了，午餐後昏昏欲睡的感覺也少見了。

原則⑥ 三餐都要吃水果，每天早上吃至少一顆低升糖指數水果如蘋果、芭樂

水果對人類營養的最大貢獻是供給多量維生素，尤以C和A含量最多，有些水果的維生素B群含量也不少，可以讓三大營養素，蛋白質、醣類、脂肪去完整的工作。

蔬果大部份含有較多的鉀、鎂，至於磷、鈣則含量較少，此外部分水果含有較多的鐵質。蔬果含大量纖維質，人每天必須要吃到二十五至三十五公克的纖維質，才不至於便秘，避免大腸癌的發生率，水果更是健康原形食物，蔬果絕大部分為水分，脂肪、蛋白質及醣類含量均不高，故熱量值低，吃了不易引起肥胖，為維持身材的健康食品。

蘋果、奇異果、芭樂、百香果、梨子、番茄、櫻桃等，都是我極力推薦的好水果。

芭樂（含籽）每一顆有四．二一公克膳食纖維，維他命C含量比橘子多，

而且含有豐富的維他命E，含水量也高，有助肌膚補充水分，建議可一天吃一顆。

蘋果含有膳食纖維，可促進腸胃蠕動，減少便秘與大腸癌的發生，更含有豐富的果膠纖維及維他命群，另外有高含量的抗氧化物質，其非水溶性纖維可降低消化道吸收壞膽固醇，增加膽固醇的清除率，水溶性膳食纖維可以降低肝臟製造壞的膽固醇，因此蘋果具有保護血液的功能，可以降低血管疾病的發生。此外，蘋果富含鉀，可使體內過剩的鈉排出，最有益於高血壓患者。

另外我也主張喝好油，避免身體發炎，苦茶油、紫蘇油優於其他油，吃對水果、喝對油，會讓排便更舒暢。

原則⑦ 一周至少三天以上有氧運動，例如快走或騎腳踏車，每次不少於四十分鐘，可增加基礎代謝率，提升肺活量，並燃燒脂肪

運動不是有動就算，動得多也不表示有效。最好的運動我推薦有氧運

動（在運動過程中一分鐘心跳可達一百三十下），但提醒運動前後需分別補充四百至五百毫升的水分，運動後也應避免馬上進食。

均衡飲食且適度運動才真正有利於健康瘦身。有氧快走與騎單車都是很合適各減重族群的有氧運動方式。

到底要走多少的路、要花多少時間才可消耗一定的熱量？因為每個人走路的技巧和方式不同，所以消耗的熱量不一樣，減重的結果也不同。如以體重七十公斤的人一小時快走四公里的路程來看，約可消耗三百大卡路里的熱量，而燃燒一公斤脂肪需消耗七千七百大卡，若決心透過走路減重，每日快走一小時，約二十六天才能夠成功減重一公斤。

準備好跟我一起「代謝平衡」了嗎？

PART 1

代謝平衡的飲食生活

代謝平衡（Metabolic Balance），是獲得健康和瘦身的關鍵。
只要將代謝平衡的原則落實到生活中，你的生命將大大不同。

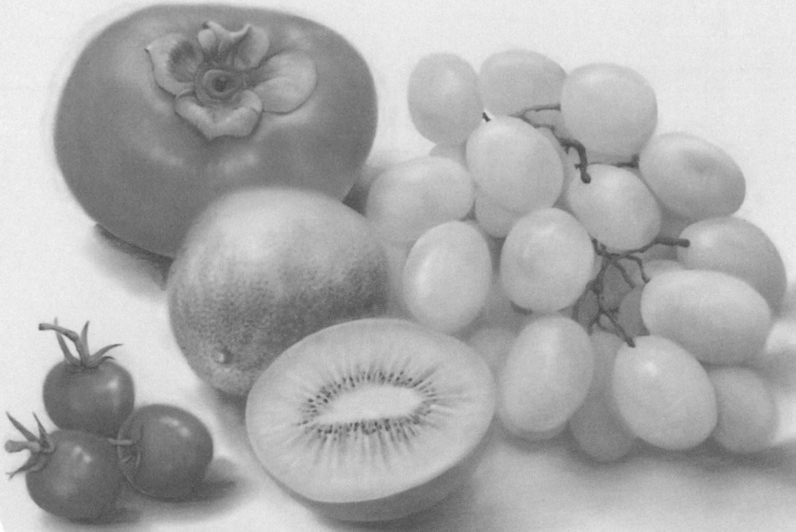

Chapter 1

代謝平衡，決定你的體態與健康

遠離肥胖，是獲得健康的重要起點。

年輕時的我，只有七十二公斤，以我一百六十八公分的身高來看，這樣的體重很標準，離「胖子」還有段距離。

當時，我擔任國立臺灣大學註冊組主任，常需要到各高中向學生及家長作招生宣導，尤其大學多元入學方案實施後，我變得更加忙碌，加上兼任多項職務，如招聯會祕書、教育部大學多元入學工作圈顧問、大學兼任講師、教育部公務人員協會理事長、全國公務人員協會副理事長等工作，所以每日三餐飲食很不正常，又喜歡吃零食及宵夜，不知不覺中，體重從原先的七十二公斤一路爬升到八十四公斤，肚圍日漸寬廣，健康也跟著亮起紅燈，但這時，我尚不覺得自己有過胖的危機。

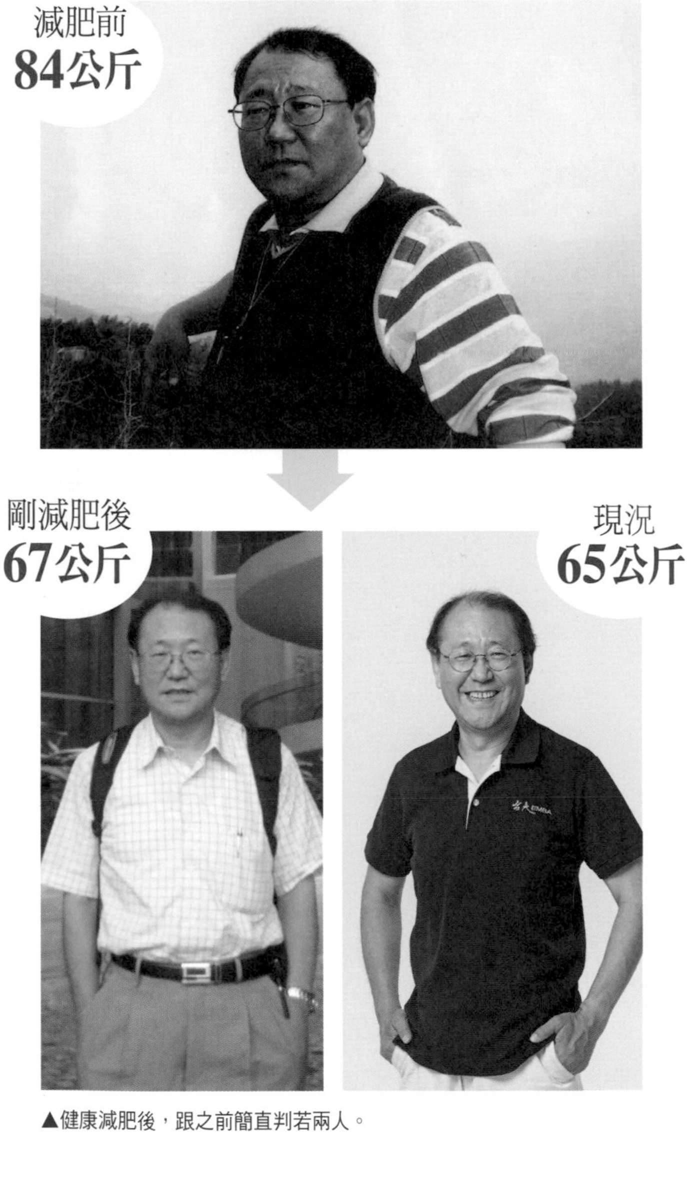
減肥前
84公斤
剛減肥後
67公斤
現況
65公斤

▲健康減肥後，跟之前簡直判若兩人。

肥胖造成睡眠呼吸中止症

多年來我一直有打鼾的毛病，在早上十至十一點之間常感到精神不濟，加上工作繁忙，遑論有休息時間。

我的體力逐漸走下坡，尤其在開會時常有昏昏欲睡的感覺，內心非常的焦慮不安，不過因為有遺傳性的高血壓，平時靠服藥控制，因而便以為精神不振是由於藥物的影響。

直到一直很關心我的姊姊從新加坡寄了一封有關「呼吸中止症候群」的文章給我，在仔細研讀後，我才開始懷疑自己是否也患有這項疾病。於是，我決定去做檢查，以解心中的疑惑和不安。

後來，我到大型教學醫院就診，院方安排我進行睡眠多項生理檢查，經過一整晚的記錄，包含腦電圖（EEG）、肌電圖（EMG）及眼電圖（EOG）以區辨睡眠分期（sleep stage），同時也包括打鼾聲、心跳、呼吸氣流、胸腹起伏、血氧、體姿、腿部肌電圖等訊號的記錄，以偵測伴隨睡眠發生的呼吸、肢體抽動或其他障礙等檢查，確診是「重度阻塞性睡眠呼吸中止症」，當下著實重創了我人生的自信心，極大的挫折感油然而生。

因此在回診後即聽從醫師建議，配戴「持續性正壓呼吸輔助器」（CPAP，也稱「睡眠呼吸輔助器」），但經過一晚的穿戴後，我實在無法適應，所以也就捨棄了這個方法。之後，我還嘗試過使用「止鼾器」、接受兩次手術燒灼處理，雖然稍有改善，但不明顯，依然精神不濟。

我一直在想，除了睡眠呼吸輔助器、止鼾器及手術外，難道真的沒有方法可以徹底解決我的呼吸中止問題嗎？治療的不順利，更加深了我內心的焦慮和不安。這段期間，我曾想過也許只要瘦下來，就可以解決此一問題，所以當時常利用晚上到住家附近的公園運動，希望藉此改善日益嚴重的呼吸中止症，但仍成效不彰。

代謝平衡飲食法，助我邁向健康之路

直到二〇一〇年四月下旬，好友龍貓國際旅行社董事長尤正國先生來訪，才扭轉我的困境。這位好友的鮪魚肚原本不下於我，可是當我看到他時，不僅鮪魚肚消掉大半，且身型顯得輕盈許多，當下不只是我，連辦公室的同仁也同聲驚嘆，怎麼短短時日不見，他的轉變這麼大？不僅消瘦了一大圈、臉色紅潤，連帶的精神也好了許多，當時我的心裡打了好幾個問號：「他到底是怎麼辦到的？」

在好奇心的驅使下，我仔仔細細地「盤問」了他一番，才知道他同我一樣，應酬過多引起肥胖，體重降不下來，高血壓、高血糖、高血脂等三高問題時常困擾著他，但愛美食的他，說到要節食減肥，就是百般不願意。可是他賢慧的牽手擔心隨著年紀漸增，肥胖問題會嚴重影響他的健康，所以在一次巧妙的安排下讓他讀了一本關於一位德國醫師提倡的「代謝平衡飲食法」的書，他依循該法，逐步調整飲食內容，沒想到減重效果顯著。

就在這樣的一個機緣之下，我也跟著認識了「代謝平衡飲食法」，並開始依照書中寫的五大飲食原則進行，從此開啟了我邁向健康之路的起點，讓我的人生從黑白走向彩色。

事實上，減肥瘦身並不是一件很困難的事，只要掌握住代謝均衡的飲食原則，了解消化器官的構造及功能，並了解食物消化的原理及過程，並注意身體所需的五大營養素，及如何從六大食物中去攝取我們身體需要的營養，讓小腸透過食物的攝取，取得身體需要的各種營養素，你將可以遠離脂肪囤積，漸漸地越來越健康，並達到瘦身的目的。

當我們呱呱墜地開始學習攝取食物營養，但因為我們不是營養學家，所以在成長的過程中，我們並不知道如何去均衡攝取所需食物來達到身體健康的目的，每天周而復始幾乎都只食用少數、相同的食物，身體

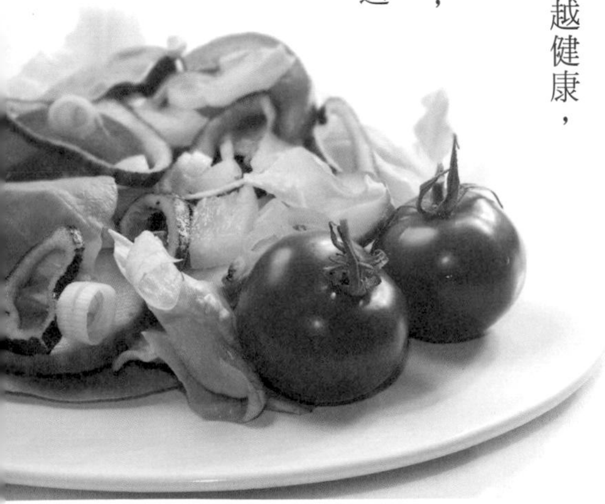

漸漸吸收不到完整而均衡的營養，以致營養攝取不足或缺乏。漸漸地，各種毛病就找上你，例如：鈣不足容易產生骨質疏鬆，鉀不足容易導致甲狀腺機能亢進，又蛋白質不足則組織無以修補、身體能量不足，還有我們常常因為懼怕肥胖而排拒攝取肉、魚之類飽含動物性蛋白質食物，結果不僅減肥不成，身體反而出現膽固醇偏高的情形。

聰明攝取食物，健康又瘦身

身體需要食物提供足夠的營養素，建立健康的機制，食物的攝取無論過與不及都不是好事，「均衡」真的很重要，唯有均衡攝取、不偏廢，我們的身體才能獲得真正的健康。

希望本書的出版，透過我的親身經驗分享，可以幫助大家更有效、更健康的減重，並期待國人就此可以因為飲食得宜而遠離疾病、獲得健康，讓健保局的醫藥支付重擔可以紓解。願與大家共勉之，從此健康、快樂又瘦身。

代謝平衡的飲食生活，我來了！

幫助我成功瘦身、重獲健康的關鍵，就是「代謝平衡」（Metabolic Balance, MB）的觀念及作法。

代謝平衡，是動詞不是名詞

「代謝平衡」並非是德國醫師沃夫方法博士（Dr. Wolf Eckhart Funfack）所獨創的專有名詞，只不過我們習慣性地忽略它的內涵。絕大部分的人都只是單純的把它當作一個名詞，從未想過去實現其所代表的意義。

我在閱讀完方法醫師的書籍，並依樣畫葫蘆地進行飲食改變之後，體重和腰圍明顯減少，不只我自己、連周遭的親朋好友也大感驚訝。為了讓減肥效果更顯著，我積極參與德國MB在台灣的新陳代謝健康飲食調理課程，請他們為我設計個人化餐點（註），四個月內，我的體重總共減了十七公斤。

有了成功的開端，後續要靠自己維持

現代文明病這麼多，每個人身上或多或少都有些病痛或毛病，你也許從來沒有想過，這些問題可能就來自生活習慣的偏差、飲食內容的不平衡。當初我毅然決然地參與這個課程，正是在對醫療技術無法解決健康困擾之下，所做的一個決定，而事實上也確實獲得了良好的成效。不過俗諺說得好：「師父引進門，修行在個人」，一開始的成功，還須靠你自己後續的維持。

在課程提供協助的期間，透過外力的規範與專人送餐的便利性確實可以很良好地控制我的飲食內容，這三十日的課程等於幫助我建立自我管理的基礎，不過之後的生活控制與飲食管理終究還是得自立自強。

就現實面而言，無論在經濟上或日常配合方面，要完全依賴專業健康機構或別人來包辦你的飲食，終究有點不切實際，所以最好的方式就是借力使力，透過課程安排了解自己的問題所在，然後再由課程內容學習自我管理的技巧，並持續下去，如此再也與肥胖、疾病無緣，我就是這麼走過來的。

註：這個由方法醫師原創的「mb® 新陳代謝健康飲食調理課程」，乃是針對代謝失衡引發的健康問題，提供個人專屬飲食處方，堅持「不針不藥、三餐必吃」的原則，協助個人於短期內達成新陳代謝平衡的狀態。所有的課程參與者都必須先經過血液生化檢測，再透過專屬的資料中心進行評估比對，以了解參與者的健康狀態，然後再經由中央廚房按照方法醫師開立的「個人飲食調理處方」為參與者調配個人化飲食，並由專人配送。在課程執行期間，還會不定期的派遣專業人員與參與者進行諮詢與血液複檢等醫護檢驗，讓參與的人隨時都能了解與掌握自我健康進展的實況。

建立起最適合自己的健康管理模式

因為每個人的身體狀況不相同，所以需要的營養素也就不同，如果能夠針對每個人身體缺乏的營養素加以補充、對超出的營養素施以控制，讓身體的營養狀態達到均衡，無過或不及的問題，那麼自然能夠喚醒身體天生具有的新陳代謝能力。現在的我已為自己建立起一套最適合自己的健康管理模式，甚至可以說是如魚得水。

首先，即使在課程結束後，我依然堅持德國方法醫師告訴我們的五大原則：

- 每天一定要吃三餐
- 每餐都從蛋白質吃起
- 每餐之間要間隔五個小時
- 最後一餐要在晚上九點前吃完

● 每天至少喝兩公升含鉀鈉鎂鈣的開水

此外，我也自己歸納出進一步的飲食守則，例如：

● 只吃新鮮的食物
● 每天早餐都吃一顆蘋果
● 餐餐內容多樣化
● 不偏食任何食物

這些我在後續章節都會詳細說明。

其次，我仍會每隔一段時間固定至醫療院所抽血，進行血液生化檢測，隨時掌握自己的身體狀態。

有志要改善健康的人，不妨也跟我一樣，固定做血液生化檢測，了解自己的膽固醇、血脂、血壓等的狀態以適當地改善飲食內容，並配合均衡飲食的守則，逐步改變日常飲食與生活習慣。

自主管理並非不可能，只要找對方法、習慣化之後，要健康真的很簡單，我就是最好的例證。

我發現，當我歸納出適合自己的健康管理方法，並將之融入日常生活後，均衡飲食或健康管理對我來講一點都不困難，彷彿呼吸一樣的自然，身體自然而然地就遵循著這些健康方式生活，偶爾違規了，甚至還會很不習慣，趕緊自動回歸正軌。從課程結束開始自主管理到現在數年過去了，我的健康狀況更優，體重維持最理想狀態，隨時隨地都精神奕奕，未曾再有上班時間昏昏欲睡、精神不濟的狀況。

我很高興能有這樣的成果，也很迫切希望可以把這樣有效的自主管理方法與大家分享，希望每個人都能達到代謝均衡、改善病症、健康滿分的理想境界。

代謝平衡飲食的前導——血液／尿液生化檢查

你的健檢指數決定你的食物，你的食物決定你的健康。

前文中，我曾提到在我開始進行均衡飲食生活之前，曾先經過完整的血液生化檢查程序，當時只是很單純的接受指導而進行檢查，心中並無多想，不過在我正式進入自我管理均衡飲食生活之後，才深刻地感覺到血液檢查對減重與健康影響有多大。因此在體重獲得滿意控制的今日，我仍固定每半年到醫療院所進行抽血檢查，以求有效掌握自己的健康狀況，並配合身體狀況調整飲食內容，隨時讓自己處於營養均衡、精神奕奕的狀態。

從血液裡了解你所需要的營養素

一般來講，血液檢查在檢驗所或醫院都可進行，血液檢查反應出來的各項數值資料裡，可以大概解讀出我們的身體正渴望著哪些營養素，或有哪些營養素已經過剩了，如此一來，便可以針對不足的部分加強補充，對超過的部分加以控制，讓身體獲得均衡的營養素。

不過整個血液檢查下來，項目一大堆，令人看得眼花撩亂，醫師的解說多半只是告訴你什麼數值偏高或偏低，要小心、要進一步追踪，但多數人還是一樣「霧煞煞」。而本文就是要告訴你，怎麼從一份非常專業的血液檢查報告裡找出你的健康問題。

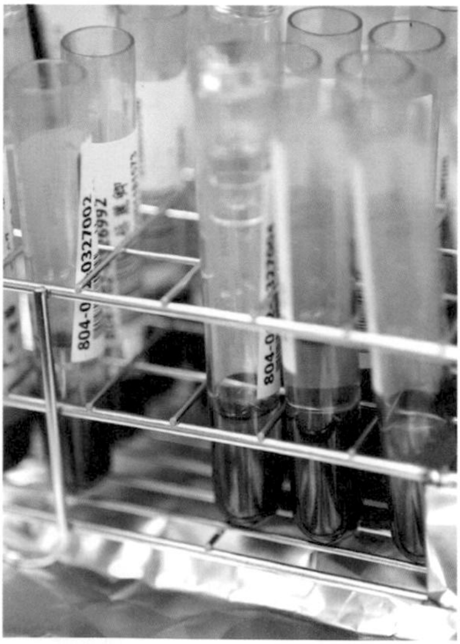

當你收到自己的健檢報告時，第一件事是注意報告裡的紅色數值，紅色數值越少表示越沒有健康問題，越多的話就不妙了。

第二件事就是把顯示紅色的部分挑出來，比對本文提供的說明表，如此就可以了解自己的身體狀況。

下頁的表格是常見的血液及尿液檢查項目，如果你的檢查報告出現了不理想的數值（每家檢驗中心的參考值可能有些差異），除了直接向醫師或營養師了解原因及謀求改善的對策外，建議也可以從均衡飲食著手，自我觀察每日的飲食內容，再針對不足或超過的部分慎重改善，以期早日獲得健康。

表 常見血液檢查項目之一

酵素檢查		參考值
Cholinesterase	膽素脂酶	M:5.90-12.2 ; F:4.65-10.4 U/mL
LDH	乳酸脫氫酶	313-618 U/L
CPK	肌酸磷化酶	30-170 U/L
Amylase	澱粉酶	S:30-110 U/L
Lipase	解脂酶	23-300 U/L

肝膽功能檢查		參考值
Bilirubin total	膽紅素總量	0.2-1.3 mg/dL
Total protein	全蛋白	6.3-8.2 g/dL
OT: AST	麩胺酸苯醋酸轉氨基酶	<45.0 U/L
PT: ALT	麩胺酸丙酮酸轉氨基酶	<35.0 U/L
Alkaline-P	鹼性磷酸酵素	Ad:38-126, Ch:50-350 U/L
γ-GT	γ-麩胺醯轉移酶	0-58 U/L

※ 資料來源：錦福健康管理顧問股份有限公司

表 常見血液檢查項目之二

腎功能檢查		參考值
BUN	血中尿素氮	F:7-17; M:9-20 mg/dL
Creatinine	肌酐；肌酸酐 - 血液	男 : 0.66-1.25； 女 :0.52-1.04 mg/dL
Uric Acid	尿酸	F:2.5-7.5; M:3.5-8.5 mg/dL
血 糖		**參考值**
Clucose, Fasting	飯前血糖	70-110 mg/dL
HbA1C	糖化血色素	4.5-6.1 %
Insulin AC	胰島素分析	AC:4-16 uIU/mL [試劑 BIOSOURCE]
血脂肪檢查		**參考值**
Cholesterol total；TC	總膽固醇	120-200 mg/dL
Triglyceride；TG	三酸甘油脂	35-165 mg/dL
HDL-c	高密度蛋白質	>40 mg/dL
LDL-c	低密度蛋白質	<130 mg/dL

※ 資料來源：錦福健康管理顧問股份有限公司

表　常見血液檢查項目之三

發炎指數		參考值
High-S CRP	C 反應性蛋白試驗	<0.3 mg/dL

血液學檢查		參考值
WBC	白血球	4000-11000 cumm
Neutrophils	中性球	40-75%
Lymphocytes	淋巴球	20-45%
Monocytes	單核球	2-10%
Eosinophils	嗜伊紅性白血球	0-6%
Basophils	嗜鹼性球	0-1%
RBC	紅血球	男：4.2-6.2; 女：3.7-5.5MIL/cumm
Hemoglobin	血紅素	男：12.3-18.3； 女：11.3-15.3 gm/dL
Hematocrit	血球容積比	男： 39-53; 女：33-47 %
M.C.V.	平均紅血球值	79-99 fl
M.C.H	平均血色素量	26-34 pg
M.C.H.C	平均色素濃度	30-36 %
Platelet count	血小板計數	120-400 千 /Cumm

※ 資料來源：錦福健康管理顧問股份有限公司

表 常見血液檢查項目之四

甲狀腺篩檢		參考值
TSH	甲狀腺刺激素	0.35-4.94 uIU/mL
缺鐵性貧血檢查		**參考值**
Iron(Fe)	鐵	F:2.5-7.5; M:3.5-8.5 mg/dL
電解質分析		**參考值**
Na Sodium	鈉	S:135-155 mmol/L
K Sodium	鉀	S:3.5-5.5 mmol/L
Cl Chloride	氯	S:90-110 mmol/L
Ca Calcium	鈣	8.5-10.5 mg/dL
Magnesium	鎂	1.6-2.8 mg/dL
壓力賀爾蒙檢查		**參考值**
DHEA-s	脫氫異雄固酮	男：青春期前：2-43; 17-50 歲：281-606; 50 歲以上：117-342 女：青春期前：19-63; 成年：195-507; 更年期後：7-348ug/dL
Cortisol	壓力賀爾蒙	Serum：8AM:5-25; 4PM:2.5-12.5ug/dL Urine：20-90ug/day【Free Cortisol】

※ 資料來源：錦福健康管理顧問股份有限公司

表 常見尿液檢查項目

尿液檢查		參考值
Appearance-Urine	外觀	
Spe. Gravity	尿液比重	1.010-1.025
pH	酸鹼值	4.0-8.0
Protein	尿蛋白	(-)
Sugar	尿醣	(-)
Bilirubin total	膽紅素	(-)
Urobilinogen	尿膽原	Normal
Ketone bodies	苯酮體	U: 定性 or 定量 : <125mg/day
Occult blood	潛血（尿液篩檢）	(-)
Leukocyte esterase	白血球脂酶	(-)
WBC	白血球	M:0-5；F:0-8 /HPF
RBC	紅血球	M:0-5；F:0-8 /HPF
Epithelial cell	上皮細胞	M:0-10；F:0-15 /HPF
other	其他	
Cast	圓柱體	0-1 /HPF
Bacteria	細菌	(-)
Crystal	結晶體	

※ 資料來源：錦福健康管理顧問股份有限公司

第一階段，為期兩天的身體準備期

展開代謝平衡飲食生活的第一階段，是為期兩天的身體準備期，主要協助我們的身體充分做好準備，讓後續的飲食改造計畫順利進行。

先清腸，以利後續飲食調整

首先，必須先進行為期兩天的準備期，在這兩天，必須清腸。

為了保證腸子「徹底乾淨」，請準備輕瀉劑，使用輕瀉劑之前，請先確定自己的身體狀態，可先諮詢專業醫師或藥劑師必須確定沒有腸胃或藥物過敏等問題，且健康良好，才能使用。

進行健康瘦身前一天，晚餐請提早於下午五點時，攝取流質飲食。

第一天早上，睡醒刷牙後早餐前先服用輕瀉劑，請依醫師指示的劑量，於二十分鐘內，用吸管一口一口慢慢喝下，三十分鐘至一小時後再吃早餐。

服用輕瀉劑其目的在將腸胃累積的脂肪及毒素作清腸動作，可幫助腸道排泄的物質、潤滑腸壁增加腸胃蠕動，以排泄宿便，是醫院醫生作緩解偶發性便祕，手術前、X光或內視鏡檢查前之灌腸用。

徹底清腸的目的，是為了清除累積多時的宿便，以利後續的飲食調整。之後，可每一年執行一次，避免體內廢物堆積。

以全蔬果餐為飲食內容

在進行清腸的兩天裡，請以全蔬果餐為飲食內容。

兩天裡每天都要吃三餐，且每餐都須以全蔬果為內容，不過，並不是隨意吃或任意吃，一天之內，我們可以在水果、蔬菜、馬鈴薯三者中，選擇其中一種為三餐的內容，同一餐中吃蔬菜就不吃水果或馬鈴薯、吃馬鈴薯就不吃水果及蔬菜、吃水果就不吃蔬菜和馬鈴薯，譬如：

- **第一天早餐是水果、中午與晚餐都要食用水果。**
- **第二天早上是蔬菜，中午與晚餐都要食用蔬菜，同一天內攝取的食物必須是相同的。**
- **遵守三餐進食間隔五小時，每天要飲用兩千至三千毫升的水等原則。**

註：緩瀉劑（Laxatives）也可以說是輕瀉劑，主要用來治療腸躁型便祕與急、慢性便秘，大腸鏡檢查前也會使用緩瀉劑，以幫助清腸。建議在醫師或合格藥師的指示下使用。
也許讀者會對緩瀉劑有疑慮，質疑難道不能以酵素等取代嗎？但因為酵素清理腸道的效果有限，無法如緩瀉劑一般徹底將腸道裡陳年的宿便一舉清除乾淨，所以在這個階段，使用緩瀉劑較為理想。

◎以蔬菜為飲食內容

「水煮或生食
・一天食用總量大約一・五公斤
・三餐種類可不同，但不能再吃水果或馬鈴薯」

蔬菜含有豐富的維生素、纖維質及少量礦物質。纖維質可促進排泄，減少食物殘留。清腸期可吃水煮蔬菜或吃生菜，但我建議最好是吃生菜，為避免農藥殘留，所以最好選擇經過認證的有機蔬菜。

可用天然的調味料調味以增加風味，例如少量海鹽、胡椒、蔥、薑、蒜等，但**不可以用含其他添加劑的調味料**，例如醬油、番茄醬、沙拉醬等。一天吃的總量大約為一・五公斤。

為期兩天的清腸期中，早、中、晚三餐選擇的蔬菜種類可以不同，但同一天當中，不能再食用水果或馬鈴薯。**只吃蔬菜的目的是為了幫助腸胃蠕動，增加廢物的排泄力。**

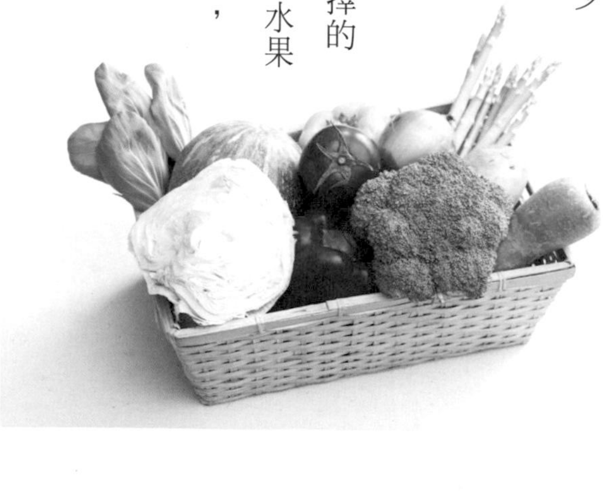

◎以水果為飲食內容

【生食】

・一天食用總量大約一・五公斤
・三餐種類可不同，以當季新鮮水果取代果汁

若要以水果為飲食內容的話，請選擇當季在地的新鮮水果，不要食用冷藏水果，也不要以果汁取代新鮮水果。請挑選自己喜歡的水果，三餐都可以不一樣，但是份量不要過多，約兩飯碗的量即可。一天食用的總重約為一．五公斤。

基本上，水果熱量高低主要受到水分及糖分的影響，水分越高且糖分愈低，則熱量愈低。水果中，熱量最高為芭蕉，每一百公克熱量約三五七大卡，最低是椰子，每一百公克約為十八大卡。而豐富的維生素及少量礦物質，尤其是維生素C，不僅可以幫助腸胃蠕動、促進食物消化，也可以幫助美白、減緩老化、降低疾病發生。

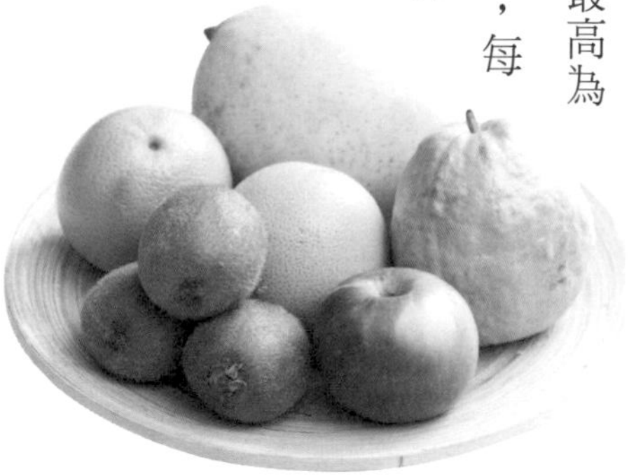

◎以馬鈴薯為飲食內容「水煮」

・食用總量大約一・五公斤
・可用天然調味料調味

除了蔬菜水果外，我們還可以選擇馬鈴薯，雖然馬鈴薯是ＧＩ值較高的食物，會影響食物的消化代謝，加速血糖上升，增加胰島素分泌，但即使是清腸期，我們仍需要一定量的食物來支撐胃，而馬鈴薯的澱粉質較高，較容易產生飽足感。

不過，馬鈴薯本身並無甜味，因此建議在清腸期，不妨**用水煮的方式來料理馬鈴薯，再佐以薄鹽醬油、蒜頭等調味。**一天食用的總重約為一・五公斤。

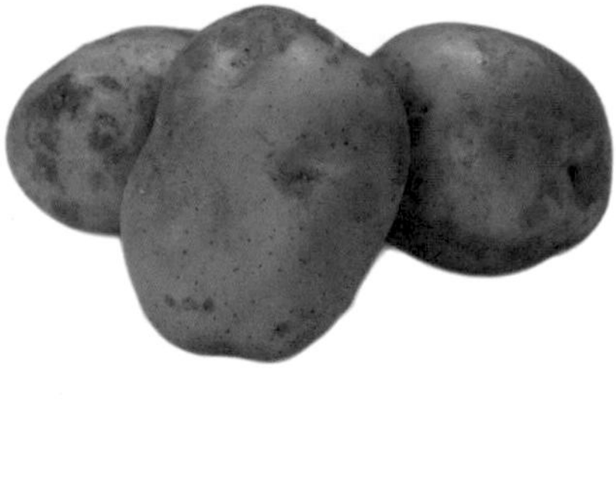

準備期絕對不吃蛋白質食物及零食

在這兩日裡，除了蔬菜、水果、馬鈴薯外，不能吃任何零食，也不能吃其他蛋白質食物。這三類都屬於碳水化合物的食物，**這段期間，只吃碳水化合物的食物，**不吃蛋白質的食物及零食，是為了不讓身體吃得太飽來影響食物的代謝。

經過初階段的兩日調整，我們的身體已達到開始進行代謝平衡飲食生活的適合狀態，接下來就是為期三十天的均衡飲食生活的調整期了。

這三十天的飲食調整，最終目的是確實建立飲食自我管理系統，屆時即使不再按表操課，你也可以從生活細節中自發性地進行健康的飲食管理了。

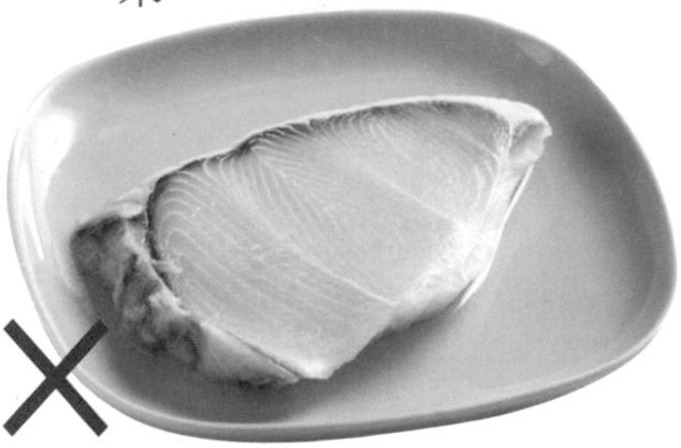

▲準備期階段不吃蛋白質食物

第二階段，三十天嚴格遵守代謝平衡守則

進行代謝平衡飲食生活，理想上希望終其一生長期持續，原則上，一次至少必須持續三十天。

守則1

- 一日三餐，每餐進食的時間勿超過六十分鐘
- 餐與餐要間隔五個小時
- 最後一餐須於晚上九點前吃完，不建議吃宵夜
- 餐與餐之間絕對禁食零食
- 三餐外食者，餐前先喝六百毫升的開水

如果跳過任何一餐沒吃，都可能影響整體的效果，新陳代謝功能就會發生間歇性遲緩，不易達到平衡狀態。由於食物的消化有一定的週期，如果太長時間沒進食，身體無法透過腸胃獲取需要的營養素，就會改從肝臟取得身體需要的營養素，這對健康是不好的。此外，跳過任一餐，飢餓感會讓我們吃得更多，導致一下完全沒有食物、一下突然來了很多食物，消化就會不平衡。

但如果一日多餐的話，不斷進到體內的食物會使血糖一直處於偏高狀態，雖說可維持血糖恆定，但我們的身體因為要一直加班消化食物，反會因為這樣而喪失了脂肪被分解的機會。定時進行三餐，提供身體新陳代謝所需的能量，我們的身體才不會因為少一餐或多一餐，自動攝取過多能量，以致代謝失衡。

至於兩餐要間隔五個小時的原因，是因為根據相關研究，我們的胃每次完全消化食物的時間約需五個小時，若提早食用，前次的食物尚未消化完畢，新的食物又已經進來，腸胃等消化器官無法獲得充分休息，必須一直工作，對身體有害而無利，最好是吃下食物時，前一餐的食物已經通過你的胃腸了，再者，餐與餐間隔時間不足五個小時，脂肪無法充分燃燒，自然會積累下來，久而久之就形成肥胖。

如果用餐時間超過六十分鐘，則必須先停頓休息十五分鐘之後才可以再繼續進食。至於三餐外食的人，最好在餐前先喝下六百毫升的水，水不僅可以讓我們有飽足感，且水不需胃的消化就可直接到小腸，可以滋潤腸胃，幫助脂肪不囤積在胃裡。

執行均衡飲食生活的人一定要拒絕零食的誘惑，一直吃個不停的話，燃燒脂肪的時間不夠長，就會累積脂肪組織。

不管是研究結果或我們自身的經驗，都告訴我們晚餐少吃一點，會睡得比較好。最理想的狀態就是八分飽，不覺得餓即可。尤其晚上九點過後，千萬不要再吃任何東西，尤其是零食。入睡後，我們的身體宛如進入「迷你冬眠」一般，身體減重最多的時間就是這個時候了，身體燃燒的脂肪最多，胰島素分泌也最少，脂肪不易囤積。

另外，若能在十點以前上床、有良好的睡眠狀態，那麼正常規律的生活習慣也能夠幫助減重，減少便祕的可能性。

依照人體生理變化，夜晚是身體休息的時間，吃下宵夜後，容易增加腸胃道的負擔，讓腸胃道在夜間無法獲得充分休息。此外，夜間身體的代謝能力會下降，熱量消耗也最少，因此容易將多餘的熱量轉化為脂肪堆積起來，造成體重過重的問題，也可能影響睡眠品質，因此並不建議吃宵夜。讓睡眠和休息的時間氧化身體的脂肪並充分消化及代謝。

守則2 每餐先從蛋白質吃起，再吃蔬菜，後吃水果。

三餐進食的順序，必須先從蛋白質開始吃起，其次是蔬菜，最後才是水果。

1. 蛋白質

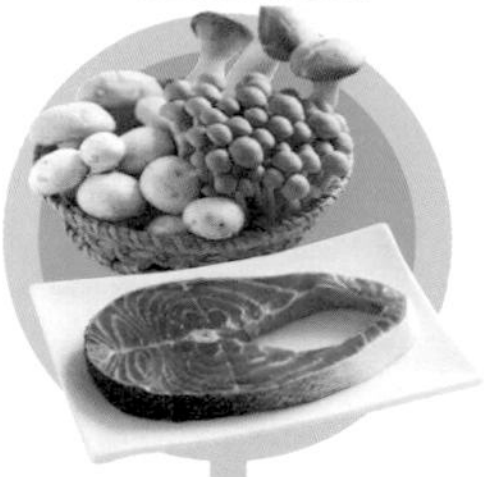

2. 蔬菜

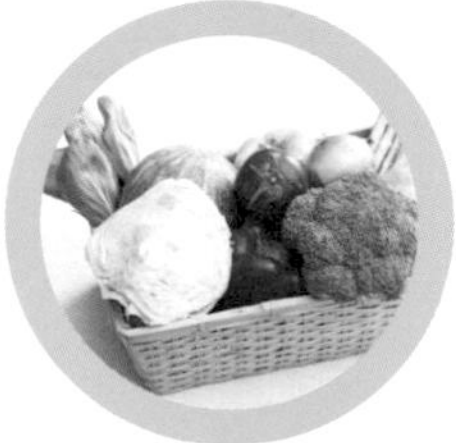

3. 水果

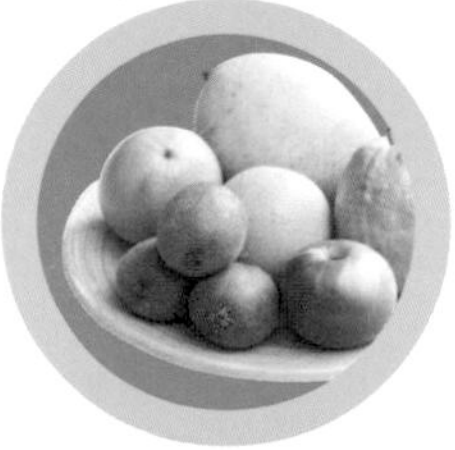

特別提醒的是，在一開始的前兩個星期，為求效果較顯著，可暫時不攝取澱粉，兩個星期之後，於吃水果之前仍需攝取適量澱粉類食物，以維持營養平衡。

每餐都可以從動、植物性蛋白裡選擇單一種蛋白質，不過三餐中所吃的蛋白質不能重複，雞、鴨等家禽類或豬、牛、羊分屬於不同類的蛋白質，一次只能選擇單一種肉類食用。至於魚蝦蟹貝等各種海鮮類，也都分屬於不同類蛋白質，但所有魚類都算是同一類的蛋白質。

蛋白質可分動物性和植物性兩種（種類請參見第四部第4章），動物性蛋白質中，白肉優於紅肉，前者有家禽類及豬肉，後者有牛肉、羊肉。

紅肉含高飽和脂肪酸，易破壞消化細胞，且容易讓我們罹患腸病變，**建議每日攝取量不宜超過七十公克。**

而舉凡大家平時愛吃的焢肉、排骨、牛排等，都很容易就超過每日標準攝取量，我的建議是一週不要超過兩餐至三餐，但不能因此而全面排斥紅肉，因為白肉的鐵質含量不如紅肉豐富，一旦偏廢紅肉，對身體也不好。

進食時，**先從蛋白質吃起，可以啟動體內分解蛋白質的消化酵素，胰臟會開始製造胰高血糖素，它可以抑制胰島素分泌，反而較容易有飽足感。**

接下來繼續吃蔬菜，蛋白質與蔬菜結合之後，可以完全燃燒脂肪、促進食物代謝，若要增加飽足感，可吃些澱粉類米飯，但是最好不要吃精製白米，因為精製白米已經脫殼，會造成GI值（升糖指數）提高，影響食物的消化跟代謝，所以我建議以五穀飯、七穀飯、十穀飯、胚芽米或地瓜、山藥取代；最後再吃水果，這樣的飲食方式可以讓人體達到均衡代謝的目的。

雖然很多醫師、學者都建議減重瘦身的人宜先吃蔬菜，以避免吃下太多澱粉類或肉類等，但問題是蔬菜一旦下肚，身體就會開始分泌胰島素，飢餓感就會油然而生，讓你在不知不覺中反而吃得更多，這時再吃蛋白質的話，就會影響脂肪分解代謝的機會，脂肪代謝會變得較為緩慢，反而容易囤積，這也就是我特別強調要先吃蛋白質再吃蔬菜的原因。

×

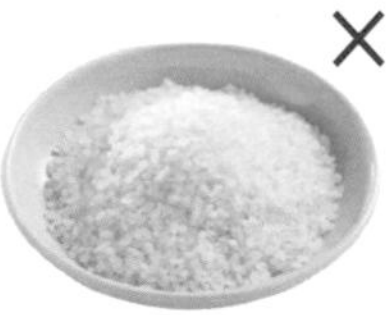

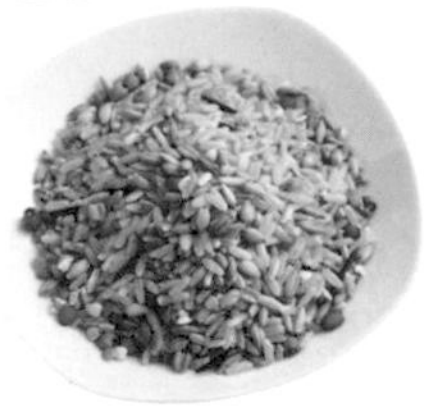

○

守則3 餐餐都要優質蛋白質，以低GI值的食物取代高GI值食物

三餐都要有蛋白質，尤其以植物性蛋白最好。像豆漿、豆腐都是很好的植物性蛋白來源。我吃的方式是先吃下一定量（大約一碗份量）的蛋白質啟動消化酵素，然後再吃青菜、澱粉類食物。只要啟動消化酵素，你就可以隨意改變進食的順序。

但為了讓三餐食物都能完全代謝分解，每餐蛋白質、脂肪與蔬菜、水果、澱粉的比例要設定在蛋白質、脂肪占百分之四十，蔬菜、水果、澱粉占百分之六十。

此外，**我會將澱粉類的米飯安排在早**

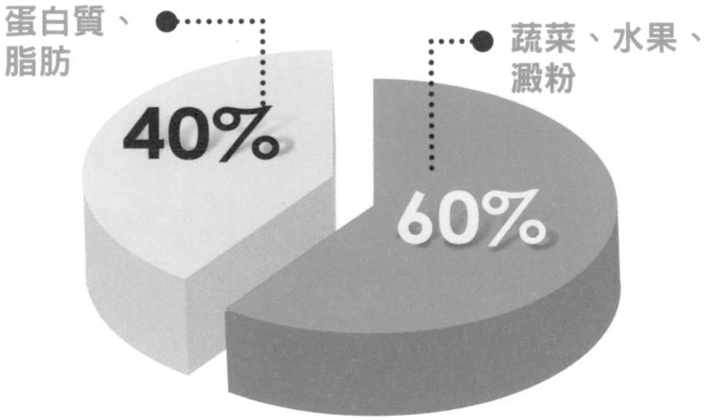

餐及午餐食用，晚餐則盡量不吃澱粉類的米飯。並選擇地瓜、山藥、五穀米、十穀米、胚芽米等低GI值的澱粉類米飯取代精製白米、麵包、麵條等。

守則4 三餐飯後吃低升糖指數水果，日日一顆蘋果或芭樂

三餐飯後，一定要吃水果。尤其是越不愛的水果，像是奇異果、火龍果、百香果等越要努力吃，通常我們越不喜歡的水果越是營養豐富。

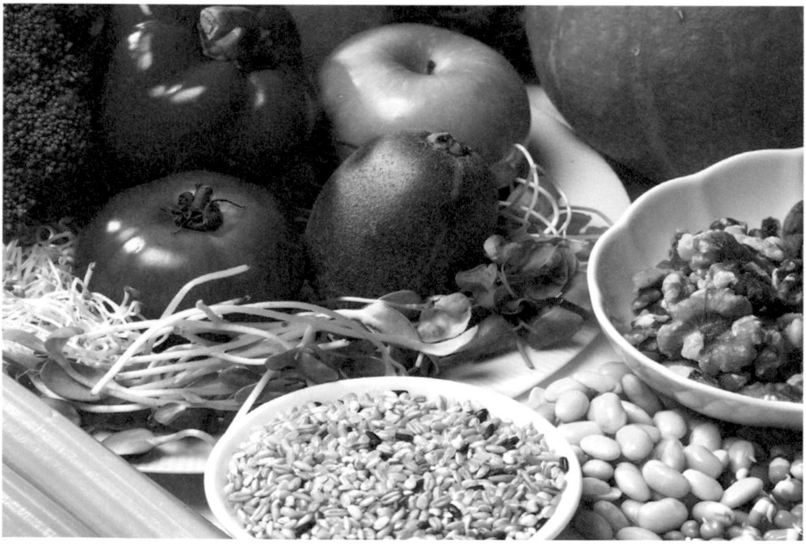

蘋果、奇異果、芭樂、百香果、梨子、番茄、櫻桃等，都是我極力推薦的好水果。蘋果有豐富的維生素鉀、多醣、蘋果酸、枸櫞酸、膳食纖維及果膠。人體每天至少需要二十至二十五公克的膳食纖維，若膳食纖維不足，會影響腸胃蠕動能力，致排便不順暢。現代人較少吃蔬菜、水果，膳食纖維普遍不足，可多吃蘋果補充。未經打蠟的蘋果果皮，亦可直接攝食，可增加膳食纖維的量，讓人有飽足感。

蘋果因有豐富的果膠，所以進入消化道後可和膽汁酸結合，可將多餘的三酸甘油酯及膽固醇排出，有利減重。蘋果因是鹼性的水果，可中和攝入過多酸性食物，降低pH值，所以西方有句諺語說：「An apple a day, keeps the doctors away.」（天天一蘋果，疾病遠離我）。建議每日都要吃一顆蘋果，但不堅持非得在哪一餐吃不可。

芭樂（含籽）每一顆有四．二公克膳食纖維，維他命C含量比橘子多，而且含有豐富的維他命E，含水量也高，有助肌膚補充水分，建議可一天吃一顆。

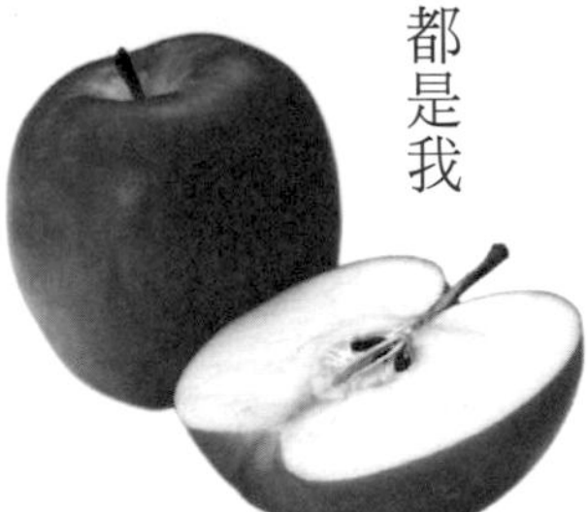

守則5 每日固定飲用兩千至三千毫升的水，隨時喝、隨處喝，不等口渴才喝

飲用足夠的水分，你會發現自然口渴的感覺又回來了。飲用足夠的水，有助於我們身體的新陳代謝。早上起床時，我會先喝一杯約六百毫升的溫開水；午餐及晚餐前三十分鐘也會先喝六百毫升的水，但我不會一次喝足，而是分次喝，幫助腸胃先潤滑後再開始進食，能夠更有效地消化食物。

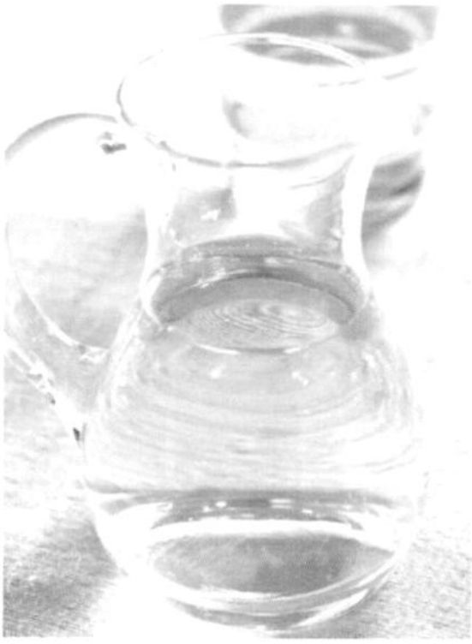

此外，每每遇到推不掉的應酬或大餐時，我不僅會在餐前先喝杯水，餐間也會隨時喝上一口，避免外食太多的調味料堆積在腸胃裡。

每天固定飲用兩千毫升以上的水，連睡眠品質都能獲得改善，呈現深沉狀態，容易恢復精力，也能減少睡眠的時間。很多實行者都跟我說：他們半夜醒來的毛病完全消失了，午餐後昏昏欲睡的感覺也不再出現。

守則6 吃天然食物，不吃加工食品

食物與食品有何不同？食物就是天然的食材，食品則是加工過的食物。凡經過加工的食物，或多或少添加各式各樣的調味料，早已喪失天然的美味。食品吃多了，我們的舌頭就會不識得天然食物的美味，感受不到不同食材帶來的不同感受，自然容易偏食，飲食更不容易均衡了。

其次，食品吃多了，不知不覺中就可能攝取太多的鈉，對健康自然有不良影響。

平日我會食用豆腐以補充蛋白質，但會避免進食加工後的豆乾製品。

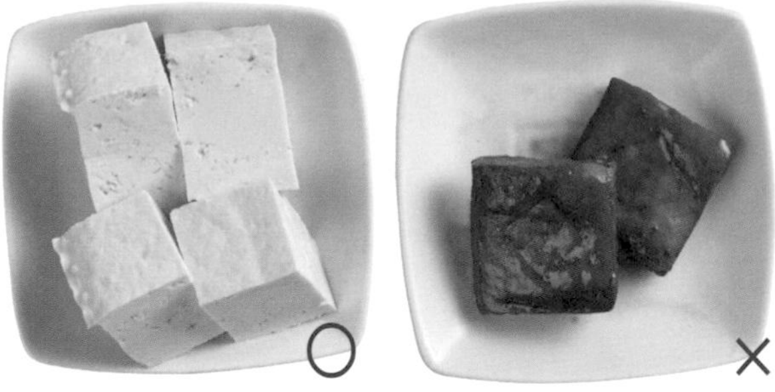

▲補充蛋白質建議多吃豆腐，少吃豆乾。

守則7 餐餐多樣化，好油、少鹽，簡單烹調、多元攝取

以我自己為例，光是一個**早餐**，我就會準備好一種植物性蛋白、根莖類蔬菜及葉菜類蔬菜各一份，**午餐**則是一種植物性蛋白或是動物性蛋白，根莖類蔬菜及葉菜類蔬菜各一份，**晚餐**則是一種植物性蛋白或是動物性蛋白、根莖類蔬菜及葉菜類蔬菜各一份，我認為多樣化的食物內容不僅可以滿足口腹，且才能讓身體吸收到各式各樣的營養素而不偏廢。

一日裡，我攝取的油脂約三湯匙。

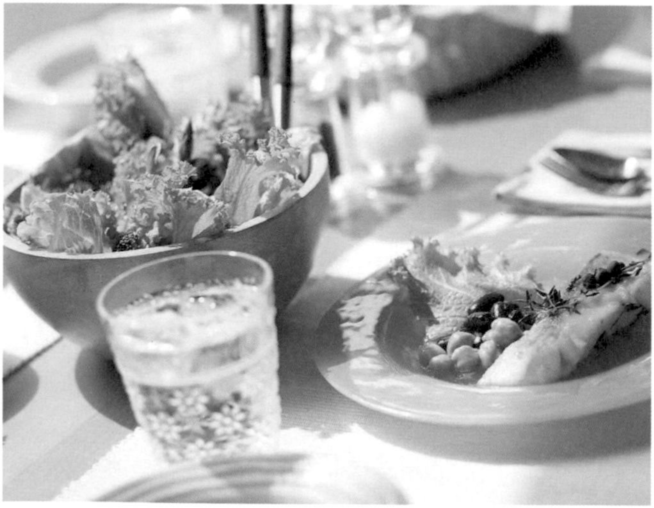

▲一餐裡最好含有蛋白質和蔬菜各一份。

涼拌時，選用冷壓初榨的橄欖油。現在我發現，有「東方橄欖油」之稱的苦茶油，比橄欖油更好。

在烹調方式上，多利用清蒸、汆燙的方式料理食物，而且除非確定食材是健康、有機的，否則絕不生吃，一定要經過烹調，但絕不油炸。炒菜時也是用水炒，而不用大火加油快炒。

調味上盡量少鹽，一方面讓舌頭重新認識食物的天然美味，一方面讓身體養成接納天然食物、排拒人工添加物的習慣，久而久之，就會越來越喜歡天然、清淡、簡單、健康的滋味了。

我的經驗告訴我，只要抓住以上原則來處理食物，「吃」其實是件很隨意的事情，即使是飲食控制，也絕非你想像中的嚴格或辛苦，相反的，透過這些原則，我吃的不僅比以前更健康，也更有味道。

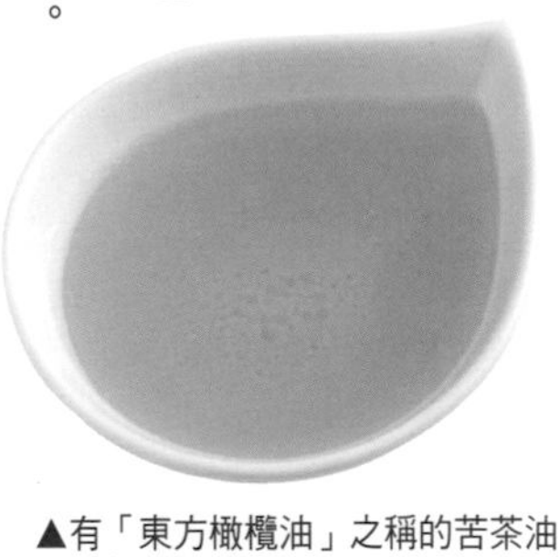

▲有「東方橄欖油」之稱的苦茶油，比橄欖油更好。

守則8 天天做運動，每日晨間進行三十分鐘的快走及慢跑

運動的好處不勝枚舉，在所有的運動中，以快走益處最大。而最方便、最有效益的就是有氧運動。所謂有氧運動，就是心跳要達到（二二〇減年齡）乘上〇．六五或〇．七次。

有氧快走運動，要兩手抬起，前後擺動，先腳跟著地再腳尖落地，眼睛看四公尺之外，抬頭挺胸，快走四十分鐘可消耗四百至五百卡路里，每天都快

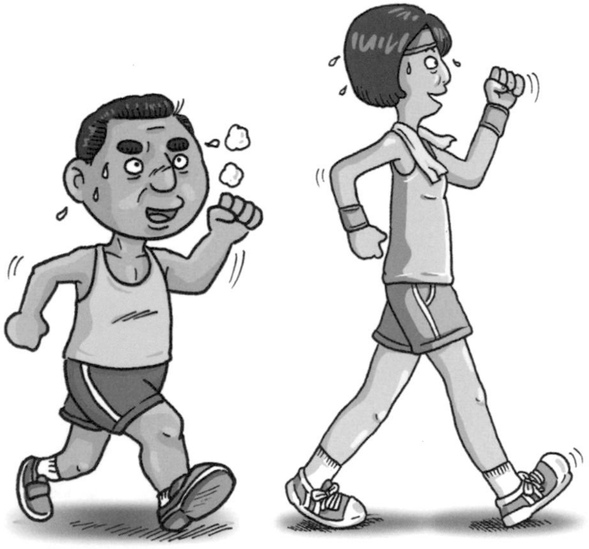

走，可增加每日攝食之熱量（基礎代謝率乘以〇．七五）。

運動除可消耗一定熱量外，最重要可增加基礎代謝率、好膽固醇及肌肉層組織的量，達到燃燒脂肪的效果，亦可增加肺活量；對骨骼的幫助也很大，可以對抗骨質疏鬆，更有助於入眠。

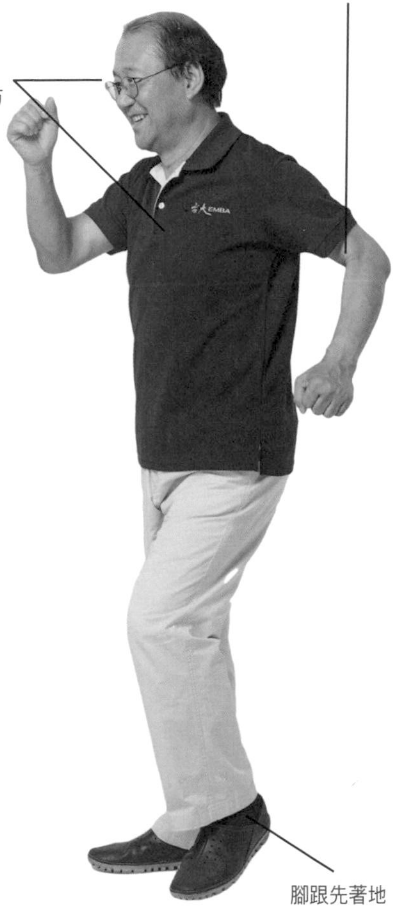
兩手抬起前後擺動
抬頭挺胸
眼睛直視前方
腳跟先著地

▲有氧快走運動的滿分姿勢。

Chapter 6

認識食物的生命旅程，輕鬆減重

飲食的順序及時間對健康及瘦身非常重要，你一定要知道！

我們都知道食物經口腔、食道、胃、小腸、大腸等消化器官，完成食物的消化及營養吸收，但是大多數讀者對於這些器官如何分泌相關酵素，酵素如何發揮功用消化、代謝食物，以及各種食物被消化的時間長短，可能並不清楚。

要了解均衡飲食與代謝平衡之間的關係之前，有必要先來了解一下消化器官的構造及功能，並學習如何攝取人體所需的六大營養素。

食物在我們身體裡停留的時間決定於食物的種類，每種食物需要的消化時間、主要在哪個器官被分解消化都不一樣，例如非根莖類蔬菜的消化時間較快，可以多吃點；雞鴨牛羊等動物性蛋白則消化較慢，吃下肚後必須先經過胃部攪拌成粥狀，再送到小腸進行營養吸收，整個消化時間較長，所以建議攝取適量就好。

不管吃什麼，當食物進入口中，首先藉由咀嚼的動作，將食物磨碎到能夠通過食道的程度後運送到胃，食物在胃內持續被分解，接著運送到小腸，這時才會分泌來自膽囊、胰臟、肝臟的消化酵素，促進消化過程產生養分而供體內所需。最後食物移動到大腸，最後到直腸肛門而排泄掉。整個旅程，約需十八至二十四個小時。

理論上，在這個過程中，由口中進入的食物會按照既定的時間通過所有的消化器官，並且只排泄身體不需要的殘渣。但真的可以做到這樣嗎？答案是否定的，因為現代人喜歡使用各種調理來料理食物，且常常不定時進食，總是隨意吃喝，因此食物的人體之旅老是遲到或早到。胃腸是否消化順暢，取決於食物之質與量。胃腸有各種不同的消化液，會消化、吸收不同的食物，胃壁有三塊肌肉（縱行肌、環行肌及斜行肌），會把食物攪拌、磨碎，而和胃酸中和，胃另分泌的胃蛋白酶能分解蛋白質，成為小分子有利於小腸吸收，小腸利用其澱粉酶、脂肪酶、胰蛋白酶及胰凝乳蛋白酶等，將碳水化合物分解成葡萄醣，蛋白質分解成胺基酸，脂肪分解成甘油及脂肪酸，成為營養供給血液之用。消化吸收後之營養對細胞好壞有一定的影響。

始於消化，終於吸收

吃下食物後，食物一路從口腔經過食道，進入我們的胃、腸，到完成營養吸收，被身體排泄掉，必須經過重重關卡，每道關卡的功能都不同，所以我們吃下的每樣食物都會影響身體對營養的吸收，如果能夠了解我們的身體，並給予最適當的養分與份量，想必會對健康及新陳代謝助益良多。

第一關：口腔

食物進入口中後，在口腔停留的時間很短，十五至二十秒鐘，含有能夠分解碳水化合物酵素的唾液開始大量分泌，食物在嘴巴裡就開始進行消化。接下來，將磨碎的食物透過食道送到胃部。在這個階段，如果能夠「細嚼慢嚥」，便能減輕胃腸的負擔，使食物得到充分消化。

第二關：胃

胃最主要的功能是將大塊食物經過蠕動和收縮再磨碎，胃的蠕動和磨碎等動作，均為機械性消化。另外胃亦進行化學性消化，它會分泌胃蛋白酶，將蛋白質分解成多胜肽，將它分解為蛋白質小分子，而胃酸（胃液中之鹽酸），能殺死吃進去的食物在胃所產生之細菌。在胃蛋白酶及胃酸共同合作之下，將其食物分解成食糜狀，以利於食物由幽門進入小腸，再透過小腸分泌各種消化液分解食物，成為進入血液前之營養素。

第三關：肝臟、胰臟與膽囊

肝臟具有營養貯存與加工、解毒、製造身體防禦免疫球蛋白物質、凝血造血及分泌消化所需膽汁的功能。胰臟具有內分泌與外分泌的調節功能，可分泌胰液及胰島素，促進消化，調節人體的血糖值。

膽囊分泌膽汁，有助於排泄身體產生的廢棄物，協助脂肪的消化分解與吸收。胰臟每天會分泌定量的消化液，如澱粉酶、胰蛋白酶、胰凝乳蛋白酶和脂防酶，將食物分解成小腸可以吸收的營養素，其營養素透過肝臟的靜脈送進血液中，以提供細胞所需的能量。

第四關：十二指腸

十二指腸在胃的幽門之後，它的長度大約十二個手指並排的長度，所以稱為十二指腸。其最主要的作用是吸收胃部消化完成的食物，而形成所有消化過程。大部分的酵素在此分泌之後進入腸道中。

十二指腸有管道與肝膽胰等器官連接，接受膽汁、胰液使食糜消化成可吸收的養分。將蛋白質被消化為胺基酸、碳水化合物被消化為簡單糖、脂肪被消化為脂肪酸和甘油。十二指腸會分泌黏液，而肝臟、胰臟分泌的消化液也會輸送在此處與食物一起混合，經蠕動消化循序進入小腸。

第五關：小腸

小腸是主要的吸收器官和消化器官，能分泌多種消化酵素，小腸的消化液主要有胰液、膽汁和小腸液，小腸液中含有多種消化酶，如澱粉酶、麥芽糖酶、蔗糖酶、乳糖酶、脂肪酶等，可促使脂肪、蛋白質和碳水化合物分解成極小的粒子，吸收養分及大部分的水分。

小腸內壁黏膜所形成的指狀突起物稱為小腸絨毛，絨毛高達一公釐，有動脈微血管、靜脈微血管負責吸收葡萄糖、胺基酸營養，另外有乳糜管，負責吸收脂肪酸。食物裡的水分也都是由小腸絨毛送入體內，並由絨毛血液將營養送到全身各個地方以供其利用，或者亦會進入身體的淋巴系統。

第六關：空腸

空腸是小腸的前半段，其消化與吸收力較強，且蠕動較快，食物的營養物質幾乎都是在這裡被吸收。主要消化吸收的物質有：水、醣類、蛋白質與脂肪。

第七關：迴腸

迴腸位於小腸的後半部，主要功能是吸收營養，如維生素B_{12}、膽鹽及無機鹽等，再把食物殘渣藉由蠕動運動送入大腸。

第八關：大腸

大腸的功用是負責吸收水分及礦物質，負責處理食物殘渣、排泄廢物的器官。在吸收過程完畢後，無用的渣滓形成糞便，並經直腸由肛門排出。

每個消化器官都有其主要負責的工作，所負責吸收的營養素也各不相同，但只要了解食物消化的機制與順序，我們就可以配合消化器官的作用安排進食的順序或內容，務求讓食物營養可以被完整吸收。

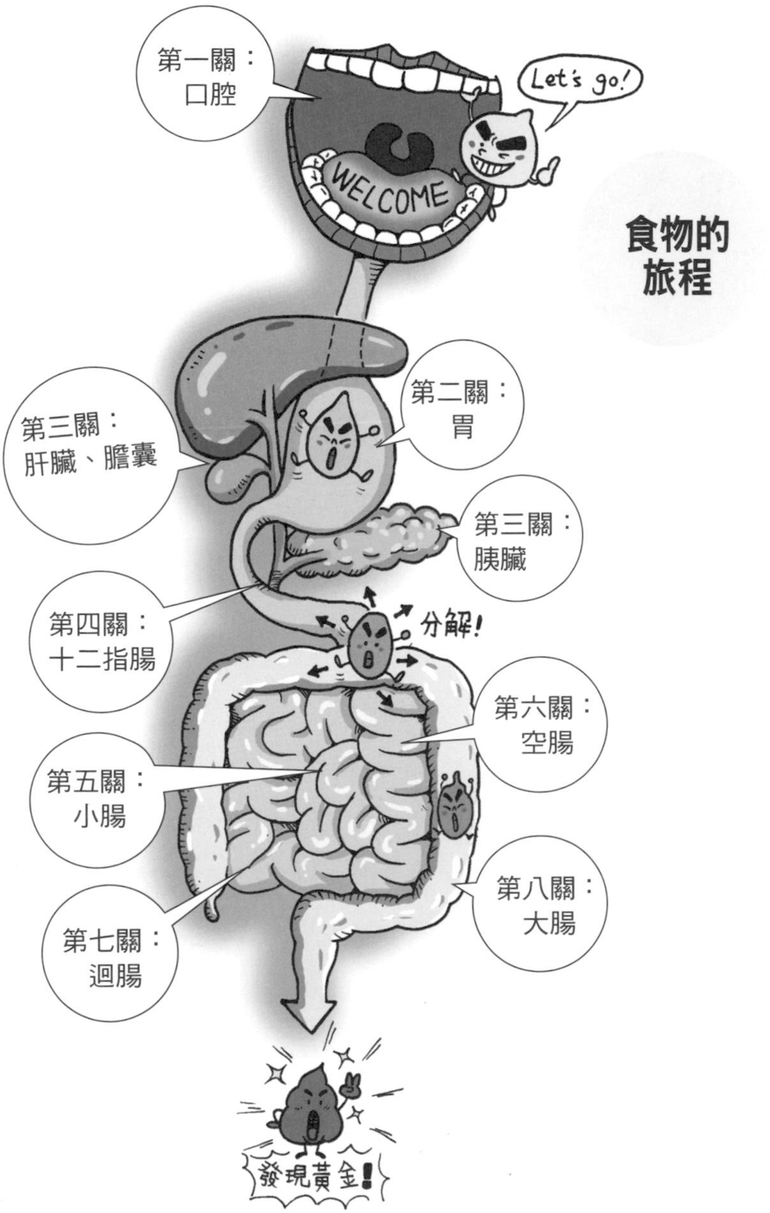
食物的
旅程
第一關：
口腔
Let's go!
WELCOME
第二關：
胃
第三關：
肝臟、膽囊
第三關：
胰臟
第四關：
十二指腸
分解！
第六關：
空腸
第五關：
小腸
第八關：
大腸
第七關：
迴腸
發現黃金！

吃下肚的食物要多久才能消化完畢？

每一種食物的質量不同，消化時間也不一樣。所謂「質」是指吃了哪些食物，所謂「量」是指食物重量。以下是六大類常吃食物消化時間的說明：

水果類：消化時間大約三十分鐘至一小時。西瓜消化時間最短，大約二十分鐘，哈密瓜、香瓜約三十分鐘，蘋果、桃子則需約四十分鐘。

蔬菜類：消化時間約四十五分鐘至兩個小時。普遍來說，葉菜類的消化時間較短，例如：A菜、波菜、地瓜葉約四十分鐘左右，花椰菜約五十分鐘；根莖類時間較長，例如紅蘿蔔、白蘿蔔約五十分鐘；澱粉類的蔬菜，例如馬鈴薯、地瓜約需一小時的消化時間。另外，蔬菜若加入油烹煮，其消化時間也隨之延長。

澱粉類：消化時間約一個半小時至三個小時。燕麥、糙米約需六十至九十分鐘，豆類的澱粉類食物，例如扁豆則約需九十分鐘。

蛋白質：約一個半小時至四個小時左右。其中植物性蛋白質消化時間較短，例如豆腐、豆漿。動物性蛋白質相對需要較長時間，例如雞肉約兩個小時，紅肉中的牛肉及羊肉需約三至四小時，豬肉則需約五個小時。若是食用的量大時消化時間會更長。

脂肪：消化時間約需二至五個小時。因為脂肪會轉換成甘油及脂肪酸，其作用的所需時間長；其中時間最短的是低脂牛奶，最長的是全脂乳酪，因為後者的脂肪濃度最高。

堅果：消化時間約三至四小時。最短時間的是南瓜籽，約需兩小時，杏仁、腰果大概需三小時。

不同食物的消化時間長短有所差異，如果再注意食物的ＧＩ值，也就是說儘量能夠配合吃低ＧＩ的食物，則對於減重有更大效果。

Chapter 7

堅持代謝平衡飲食生活的收穫

我是科學實驗主義者，所以對任何一項實驗、對一個好的理念，必會徹底實行，在減重這條路上也是如此。

我在開始代謝平衡飲食生活之前，因為高血壓的關係，必須服用藥物，但控制狀況一直不理想，也沒養成天天量血壓的習慣，高血壓始終在一四〇至一五〇毫米汞柱（mmHg）徘徊，而低血壓也高達一〇〇毫米汞柱（mmHg），健康狀況並不理想。

當我自我實行代謝平衡飲食生活一週後，體重稍微降了一至二公斤，我下定決心要堅持下去，兩個月便從八十四公斤減至七十六公斤，效果良好。因為瘦了八公斤，所以信心大增，爾後一個月，參與個人化飲食課程，我的身體有了更大變化。

執行成效良好，我更加堅信代謝平衡的重要性

二〇一〇年七月二十五日，我因感覺脖子的肌肉變得鬆軟，遂自行量血壓，發現高血壓降至一二〇毫米汞柱（mmHg）、低血壓降到八十二毫米汞柱（mmHg），我雀躍不已，從此開始，每天早晚都量血壓、體重。直到現在，我從必須每日早晚服用高血壓藥到減為每天早上吃一次就好，而呼吸中止症候群也消失，白天精神好，體力和耐力也改善了。我終於體會到均衡攝取食物的重要性，均衡飲食會讓腸胃道順暢、增加自體免疫力、讓腸道疾病消失。

經過一個月的代謝平衡飲食生活後，我又去做了一次血液分析，檢查結果如下：

1. TSH 甲狀腺刺激素

採取尿液為檢體，檢驗結果由 0.918 降至 0.282（正常值為 0.35-4.94 uIU/mL）。TSH 甲狀腺刺激素對孩子的智能發育與成人的新陳代謝都有影響，過高或不足都會影起全身病變。

2. Protein-Urine 尿蛋白

檢驗結果由（+）變為（-）。Protein-Urine 尿蛋白主要是檢查是否有糖尿病問題，甚至糖尿病引起的尿毒症。

3. HDL-c 高密度脂蛋白

檢驗結果由 28.5 升至 42（正常值為＞ 40 mg/dL）。HDL-c 高密度脂蛋白是好的膽固醇，能防止動脈硬化，指數越高，越能降低冠狀動脈性心臟病的發生率。

4. LDL-c 低密度脂蛋白

檢驗結果由 151 降至 124（正常值為＜ 130 mg/dL）。LDL-c 低密度脂蛋白又稱壞的膽固醇，指數越高，代表越容易引起血管組塞。

5. Insulin AC 胰島素分析

檢驗結果由 16.2 降至 8.36（參考值為 AC:4-16 uIU/mL）。Insulin AC 胰島素主要負責血糖的調控，指數超過或不足時都要注意。

健康值得我們一輩子追尋

自實施個人化均衡飲食生活後，到目前為止，我的體重一直維持在六十五至六十六公斤左右，幾個月來未曾產生任何變化，感覺身輕如燕、精神愉悅。除了這些好處外，我更深深體會到清淡飲食及攝取不同動植物蛋白質、蔬菜及水果等以獲得身體所需之營養素，實在是非常的重要。所以要讓自己健康，須先拒絕大魚大肉的不均衡飲食，這要有很大的毅力與恆心，但相信有志者事竟成。

健康是值得我們一輩子經營的事，相信沒有人願意先失去了健康，再想盡各種辦法去尋求醫治與補救、追回健康。所以健康是一種長期投資，絕對不會虧本，也是一切事業與家庭的根基，沒有了健康，全部都將歸於零。我現在除了精神倍增，可應付平時忙碌的工作外，思考敏銳度更是提高、做事更有效率、家庭更為和樂，因為我的健康就是家人的幸福。

我相信任何人如果把健康擺在第一位，就會有絕對的毅力與恆心去拒絕美食的誘惑；如果把它當成是一種挑戰，那麼在健康漸進的過程中，更是一種樂趣與成就，必可品嚐到甜美的果實；如果把它當成是一種財產，它更是最寶貴最重要的無形資產。健康，豐富了我的人生，也讓我更珍惜生命：我對於維持健康，樂此不疲、歷久不衰。

託正確的觀念之福，從親身執行代謝平衡飲食生活以來，我的身體狀況越來越好，不只鼾聲如雷的困擾沒了，呼吸中止症也不藥而癒；以前不到中午就覺得疲累，現在則是體力充沛、思慮清晰敏銳、點子想法也變多了，面對再繁雜的工作，都不覺得困頓；之前不管睡再久，還是爬不起來，現在每天六點一到，連鬧鐘都不用，身體就自然醒轉、精神抖擻。

比較之前的我和開始代謝平衡飲食生活之後的我，身體、生活、工作等各方面的轉變實在太大了，不得不感嘆生活方式的改變竟然能造成如此大的良好轉變，希望開始代謝平衡飲食生活後，你也會和我一樣，過得更快樂。

PART 2

加速代謝平衡的飲食及生活

喝足夠的水、吃有機食物、低GI飲食、善用酵素、合適的運動，
這些生活和飲食上的重要技巧，都能讓你的代謝更有效率。

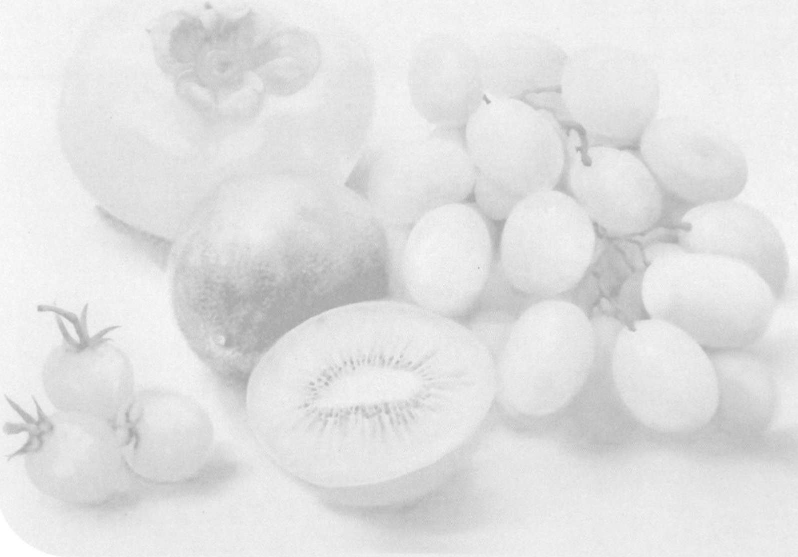

Chapter 1

加速新陳代謝有技巧，有效提高免疫力

吃對食物，讓你的新陳代謝加速。

對均衡飲食生活而言，新陳代謝是重要目標之一。我們可以假設新陳代謝正常時，我們的身體能完整將食物轉化成能量，並提高身體的免疫力；反之，身體將逐漸衰退，能量回補、組織修復、細胞再生等能力退化，接下來，脂肪會囤積（代謝能力下降），進而使細胞生長緩慢（合成能力下降）；短期內，對健康的影響有失眠、痠痲疼痛、疲勞、痛風、肥胖，長期的話則可能發生糖尿病、高血壓、高血脂、心臟病、中風、肝腎疾病等，所以為了身體健康，豈能不慎乎？

加速新陳代謝的技巧

技巧1：吃的方面

◎早餐要吃大量高纖碳水化合物，例如全麥麵包、五穀米、糙米、新鮮蔬果等

澳大利亞大學的研究人員發現，食用高脂早餐與高纖碳水化合物早餐的效果是截然不同的。

食用高纖碳水化合物的人，飯後維持飽足感的時間長於食用高脂餐者，這是因為人體消化與吸收高纖碳水化合物的時間要比脂肪類來得長，如此較不易引起血糖值波動過大，利於維持飽足感而延長饑餓、再度進食的時間。

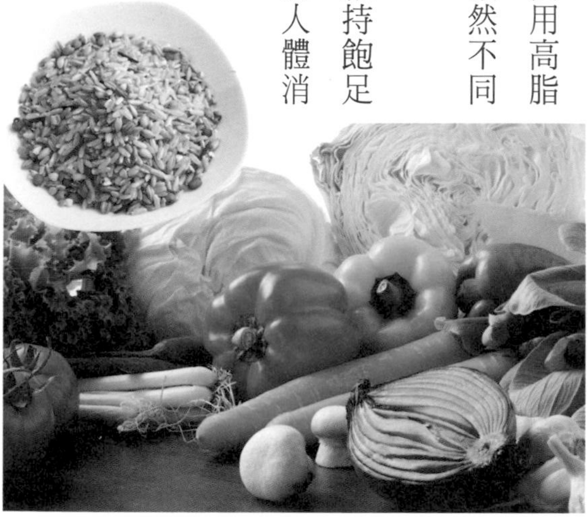

◎攝取足量蛋白質，例如肉類、堅果、豆類等

攝取足夠的蛋白質能夠提高人體的新陳代謝率，使每日多燃燒一百五十至兩百大卡的熱量。

蛋白質主要是由胺基酸組成，人體在消化蛋白質時，必須花費比消化脂肪及碳水化合物還長的時間，才能將它完全消化完畢，換句話說，身體為了消化蛋白質，將會燃燒較多的熱量。

我們每日攝入總熱量的百分之十至三十五應該要來自蛋白質，如瘦的豬肉、牛肉、魚、雞肉、豆腐、堅果、豆類、蛋及低脂乳品等都是良好的來源。一份豆類食物約含十克蛋白質，而一份魚肉也能補充約十七克蛋白質。

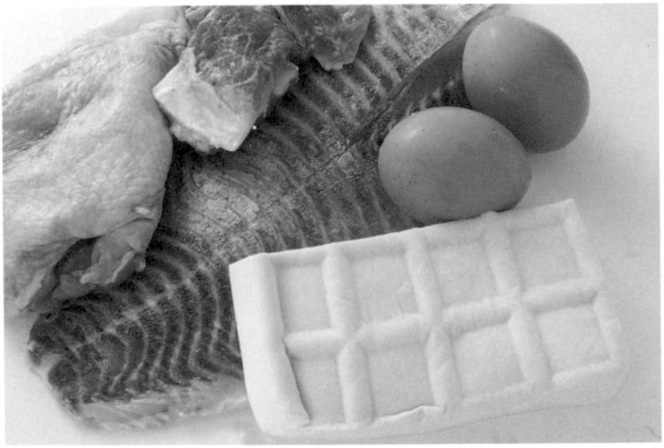

◎經常吃魚，以海魚優先，例如鯧魚、黃魚等

相較於牛肉、豬肉等動物性蛋白質，魚的脂肪含量是較低的，所以吃魚肉較能維持身材。建議每週可吃三至四份魚類，盡量少吃大型魚類，以減少重金屬在體內的殘留。烹調時也盡量採取清蒸、水煮等，取代油煎、油炸等方式，避免攝入額外的脂肪。

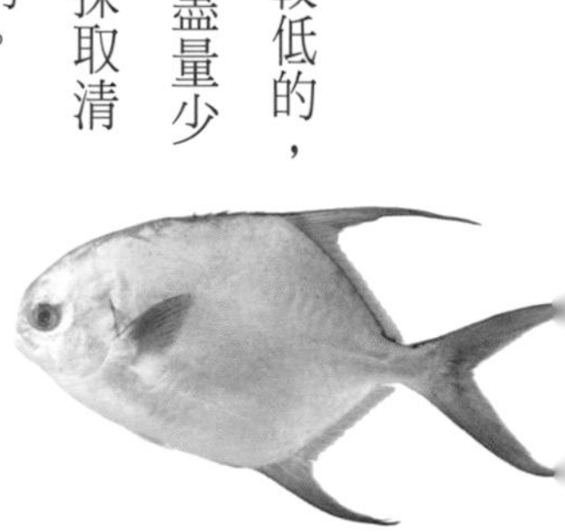

◎補充鐵質，或多吃鐵質含量豐富的食物，如瘦肉、大豆等

鐵質能幫助人體將氧氣運送給細胞，提高新陳代謝率，有利於體重控制及減重。成年人每日應補充十八毫克的鐵質。你可以服用鐵劑或複合維生素，也可以多吃含鐵質豐富的食物，動物性的食品如肝臟、牡蠣、貝類、瘦肉、雞肉，植物性的食品如乾豆類和蔬菜，另外還有葡萄乾、紅棗、黑棗和全穀類等等，都是很好的鐵質來源。

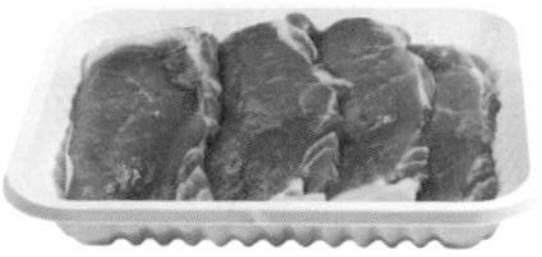

◎多吃含鉀食物，例如香蕉

香蕉含有大量的鉀元素，能透過調節體液平衡以提高人體的新陳代謝率，故多吃有益健康。

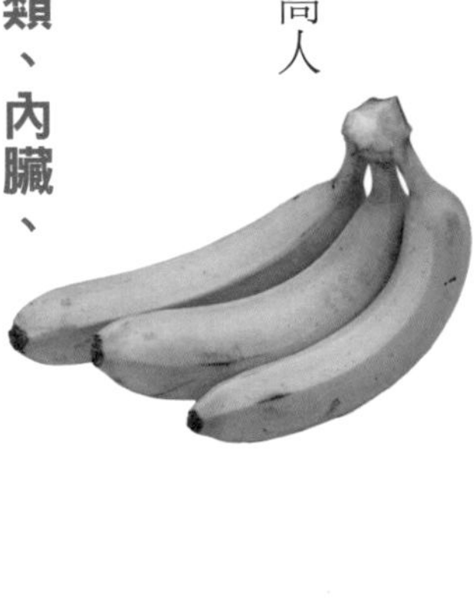

◎補充維生素B群，或多吃蔬菜水果、粗糙的穀類、內臟、藻類、豆類等

維生素B群通常指的是維生素B_1、B_2、B_6、B_{12}及葉酸（folic-acid）、菸鹼酸（nicotinic-acid）等，有助於促進新陳代謝、保護神經組織細胞等。如因生活忙碌感覺疲累時，必要時就得多多補充富含維生素B群的食物，因為它們是促進人體新陳代謝的必要因素，但因屬水溶性維生素，較不易儲存於體內，故適量食用即可，超量攝取則會自動排除於體外。

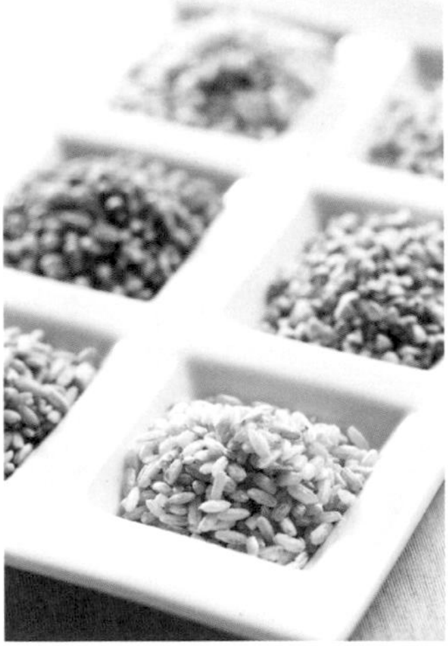

技巧2：喝的方面

◎常喝綠茶

建議喝綠茶來代替紅茶，因為紅茶為已發酵的熟茶，因此綠茶優於紅茶，多喝綠茶可以降低巴金森氏症，且綠茶含兒茶素，能保護關節軟骨、緩解疼痛、抗氧化，而且還具有提高新陳代謝的作用。每天飲三次綠茶的人，其新陳代謝率會提高百分之四，對減重很有幫助。

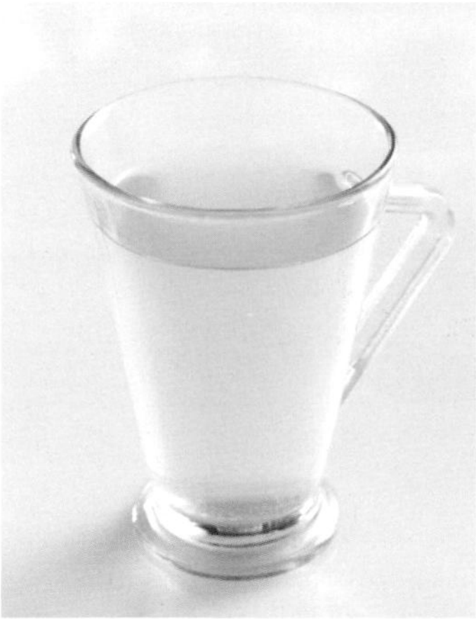

◎多喝礦泉水

身體燃燒卡路里的時候需要足夠的水分，否則就算是很輕微的脫水，也會減緩身體新陳代謝的運作。研究顯示，成人一天至少應喝二千毫升左右的水，但不能超過三千毫升，水喝過多也會影響腎臟的代謝功能。怎樣判斷自己水喝的夠不夠呢？假若你的尿液不是淺黃色而是更深的顏色，便表示飲水量不足。多喝水就能促進腸胃蠕動，而且透過流汗或排尿，也可以把體內多餘的毒素和廢物排出體外，以加速新陳代謝。尤其，如果喝的是來自優良水源地的礦泉水，在喝水時能順便補充身體所需的礦物質，那麼對健康的助益勢必更大。

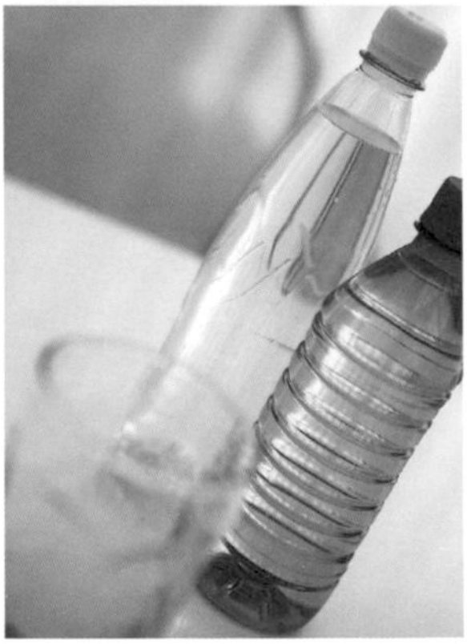

◎喝黑咖啡

研究指出，兩杯無糖、無奶的黑咖啡的咖啡因含量，能迅速的使一位體重六十六公斤的婦女於四小時內多燃燒五十卡路里。咖啡會活化大腦命令四肢時所需要的傳導物，年老以後身手較為協調。

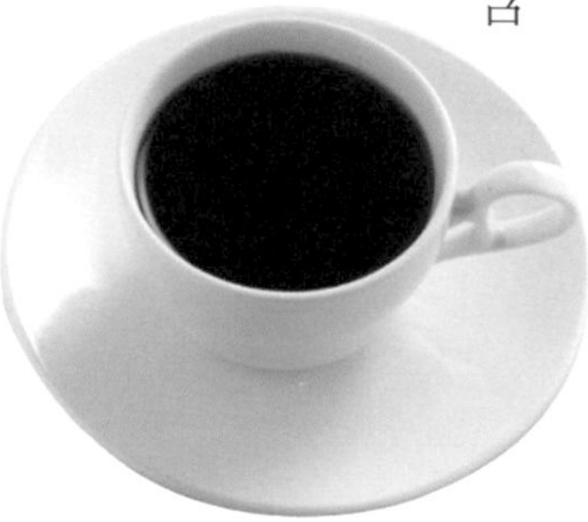

技巧3：主動與被動運動

◎常做深呼吸

呼吸是透過一呼一吸的方式在運動著，不僅會對身體的新陳代謝造成影響，也有助於體內的循環。吸氣時，我們把新鮮的氧氣吸進肺部，經由氣體交換，吐氣時，再把不要的廢物及二氧化碳排出，達成淨化血液、促進代謝的功效。

深呼吸時，能加速清除體內毒素，令情緒平穩、心情放鬆，皆有利於減重。

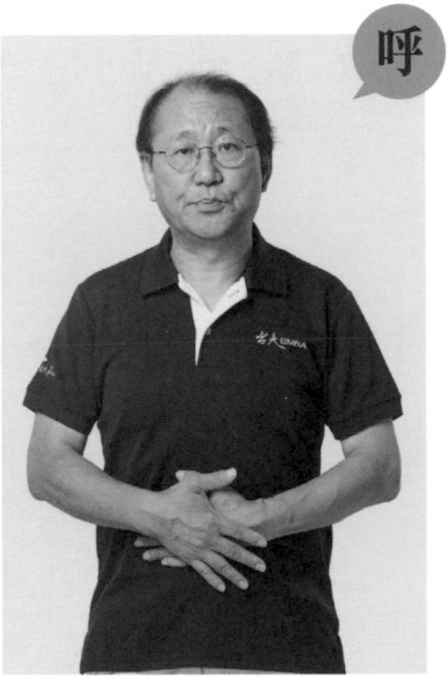

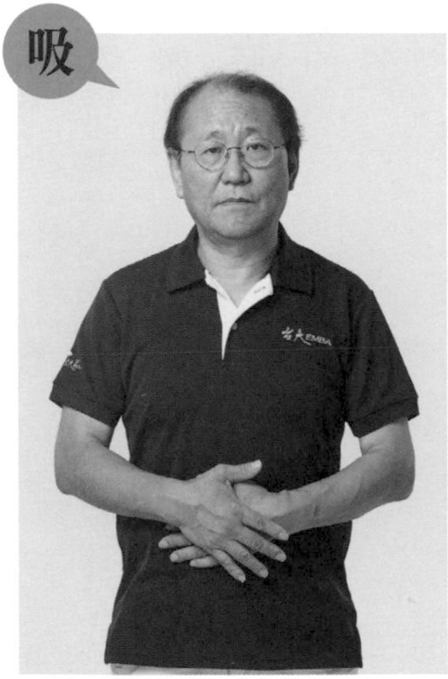

◎做重量訓練，增加肌肉組織

人體的肌肉組織越發達，越能燃燒更多熱量、促使新陳代謝加速，若想維持良好的代謝速度，就必須趁早鍛鍊肌肉，例如重量訓練，以增加成人逐漸老化時日漸減少的肌肉量。

◎按摩

按摩身體可促進細胞活絡、維持血液循環的順暢、加速代謝並順利排除體內廢物。每天閒暇時順便DIY按摩或請人協助按摩，輕輕鬆鬆，就能更健康。

◎定期捐血

捐血一袋，不僅能救人一命，還可以大大促進自身新陳代謝的能力，不但不傷身，反而是維持健康的方法之一。

◎洗三溫暖、泡熱水澡或泡溫泉

洗三溫暖或泡熱水澡亦可促進新陳代謝，這是利用高溫入浴的方式，促進血管收縮與擴張，並刺激汗腺出汗，不僅有助於排毒，更在不知不覺中消耗大量能量，進而減重。

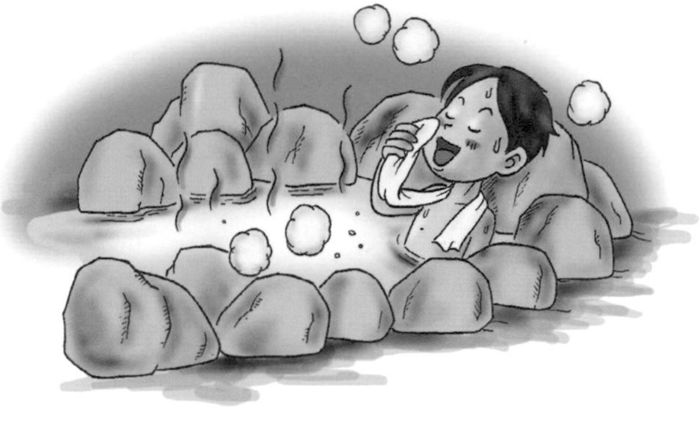

水是健康瘦身的重要關鍵

水分攝取量增多，有助於減少脂肪堆積。

我們都知道，水占人體的百分之七十，水在健康管理方面是很重要的觀念，水確實會對新陳代謝的能力造成影響，人體內水分如果不足時，腎臟就可能沒辦法發揮應有的功能，當腎臟無法勝任工作時，肝臟就只好負擔起腎臟的工作。

肝臟的主要功能是解毒、第二個功能是儲存脂肪，肝臟與腎臟各有所司，如果腎臟把自己的工作丟給肝臟做，就會造成肝臟功能減損，結果肝臟能夠代謝的脂肪數會愈來愈少，儲存在身體的脂肪就會愈來愈多，因此如果水喝的不夠，就減不了肥。

一天最好喝水兩千至三千毫升

有種看法認為，一天要喝足八杯水，一杯三百毫升，所以一天大約要喝兩千四百毫升，這樣就可以把脂肪代謝掉。但是否喝足八杯水就能把脂肪代謝掉，可能還是要透過確實的學術研究才能夠證實，不過至少可以肯定的是，喝水確實可以抑制食慾，讓身體產生飽足感，也有助於新陳代謝、排除脂肪，且目前已有研究顯示，如果水分攝取不足，會讓脂肪堆積的更多，反之，水分攝取量增多的話，就會有助於減少脂肪堆積。

常理推斷，體重過重的人所需要的水量應該比瘦的人需要的更多，因為體型較大、較重的人新陳代謝的負荷比較大，所以需要喝更多的水去代謝脂肪。據我的經驗與了解，一日飲水量控制在兩千至三千毫升之間是最恰當的，這樣的飲水量足可以供應身體一天裡的腸胃代謝或是腎臟代謝所需。

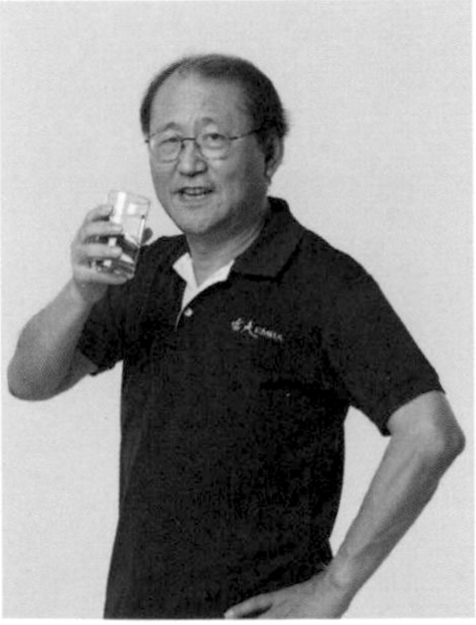

不同時間喝水，好處各有不同

◎睡醒喝水有助排泄、避免便祕

很多人都知道，睡醒後就要喝五百至六百毫升的水。為什麼睡醒後要喝水？因為我們的腸胃經過一整晚的蠕動、處理食物，我們體內的水分會減少，如果在睡醒後適度的飲水，就可以幫助腸胃加速蠕動，有助於排泄、避免便祕。

◎餐前喝水可啟動體內酵素以燃燒脂肪

其他在午餐、晚餐前的三十分鐘都必須喝六百毫升的水。進食前喝水，可以讓我們有飽足感而降低食慾、食物攝取量減少。還有一點很重要，當我們喝了足夠的水，可以降低身體對碳水化合物的慾望，讓我們的身體細胞比較渴求蛋白質。

簡單來說就是，水可以啟動身體細胞發動體內的酵素去燃燒脂肪，亦即消除體內囤積的肥肉。

就我個人的經驗，只要適度在每餐前喝足五百至六百毫升的水，幾週之內就可以減輕三至六公斤體重。

◎睡前喝水恐會影響睡眠品質

睡醒及三餐前的飲水量加總起來大約有兩千毫升左右，根據我的經驗，只要按這個方式飲水，通常不會有口渴的感覺，因此我建議在餐與餐之間（需間隔五個小時）再適度補充點水分，每次約兩百至三百毫升的水量就夠了。但建議在晚餐之後避免再飲用大量的水，以免整晚跑廁所，反而影響睡眠品質，最好就是晚餐之後不要再喝水了。

喝水時要一口一口慢慢喝

千萬不要一口氣喝完，要慢慢地、一口口的喝。經過一晚的睡眠，人體裡的水分會蒸發掉不少，所以睡醒之後往往會覺得口渴，但是再怎麼口渴也不能牛飲，會增加腎臟的負擔。

也有人主張進食的同時要一邊喝水，最好是吃兩口食物後喝一口水，但是這麼做可能會影響食物的消化與代謝，因為水會沖淡我們體內的酵素，所以這種方式其實並不理想。

口渴時才喝水，身體已經脫水了

水不能等口渴了才喝，口渴時其實已經是人體脫水的徵兆了，這時才喝水已經來不及了，我們的身體會因為水分不足而想渴望吃進更多食物，原本喝水是為了促進新陳代謝，此時卻反而適得其反，吃得更多，反而增加脂肪囤積。

喝水可以增加消化系統蠕動能力，使食物容易被消化；又可使泌尿系統順暢，不致因雜質留於泌尿道中產生結石；且喝水可增加飽足感，但不是說喝水可代替食物，僅能讓進食的食物量減少。美國曾有一位醫生以喝水治療三千名腸胃方面所引起的疾病，獲得很好的成效，因此每天喝一定量的水非常的重要。

Chapter 3 蔬菜營養豐富，多吃也不胖

蔬菜不僅富含葉綠素，也是醣類的重要來源，蔬菜與水果被我們稱為碳水化合物。蔬菜的營養素與水果很相似，主要是醣類、維生素及少許礦物質。

有一個大家耳熟能詳的口號——「天天五蔬果」，不過營養師現在亦有提倡「天天九蔬果」的看法，每個人每一餐至少要攝取一、兩樣的蔬菜，而一日之內至少要食用五種不同種類的蔬果，如此營養素的攝取才能均衡。

「生食」可說是最理想的方式，完全不會破壞蔬菜裡的營養成分，但是不是每種蔬菜都適合生食，除非是經過認證的有機蔬菜，否則我並不建議生食。

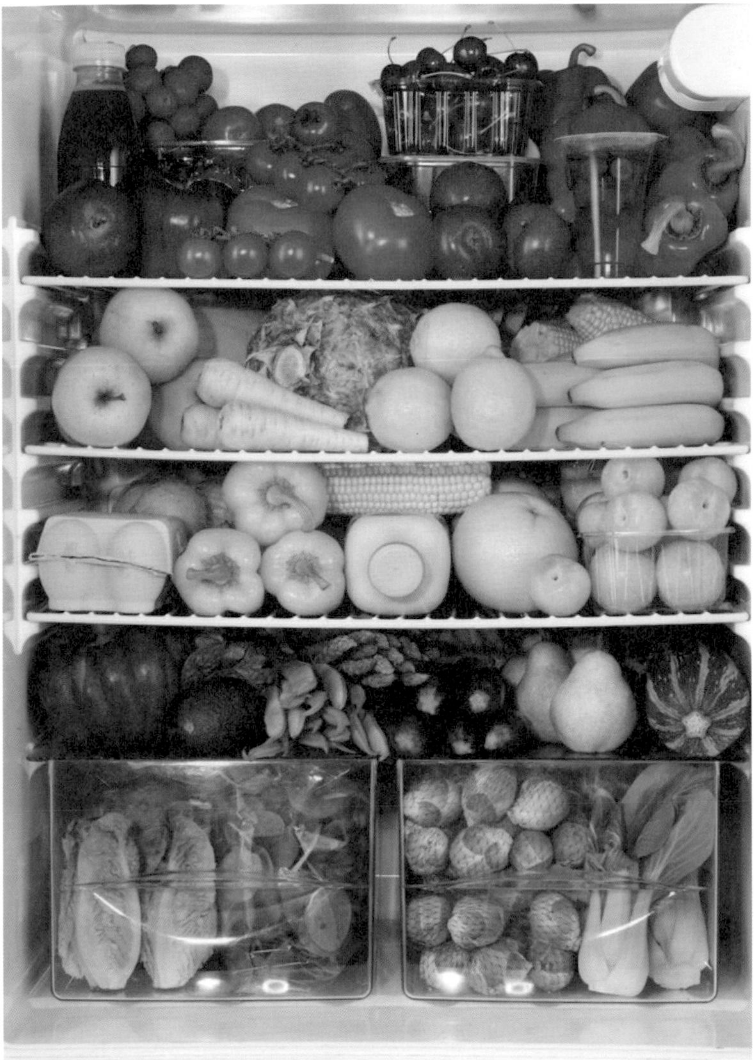

蔬菜富含維生素及纖維質，熱量低

蔬菜含有豐富的維生素A、C，和少量的維生素B群及礦物質，以及大量纖維素、水分。

維生素A、C或B群能夠協助維持身體機能，幫助身體組織修補或再生，甚至具有美容的效果，可讓皮膚光滑、膚色均衡；少量的礦物質則能夠促進新陳代謝、讓身體酸鹼平衡；大量的纖維素幫助腸胃蠕動，避免心臟病、高血壓、腸癌、痔瘡、胃癌等文明病的發生。

除了上述的營養素外，蔬菜裡的脂肪與蛋白質含量都不高，雖然也有部分醣類，但是熱量很低，所以吃再多也不會發胖。

表 蔬菜內含的主要營養素

營養素	功能	舉例
維生素 A	維生素 A 足夠的話就不容易感冒、皮膚不會乾燥，能夠防治夜盲症。	胡蘿蔔、油菜、地瓜葉、波菜、茼蒿、青江菜等
維生素 B1	可以增加食慾，且可以抑制心理鬱悶。	毛豆、芋頭
維生素 B2	可以幫助人體吸收其他維生素，可避免口角發炎。	洋蔥、皇帝豆、莧菜、空心菜、地瓜葉、波菜等
維生素 C	可以防治壞血病發生，不僅有助於美白，也可以防止感冒。	芥藍菜、甜椒、白色及綠色花椰菜等
維生素 E	可抗氧化、降低血脂及膽固醇。	堅果、種子、綠色蔬菜等。
鐵	避免貧血，幫助身體氧氣與養分輸送至全身，供全身細胞使用。	地瓜葉、芥藍菜、紅鳳菜、莧菜等。
磷	可促進新陳代謝，一旦不足就會阻礙脂肪分解代謝。	毛豆、洋菇、草菇、地瓜葉等。
鈣	鈣可以幫助凝血功能更完整、維持肌肉的擴張力。	芥藍菜、莧菜、地瓜葉、油菜等。
鉀	鉀不足，容易造成甲狀腺亢進，容易心悸；鉀足夠，不但不容易心悸，且可以防治高血壓發生。	幾乎大部分的蔬菜裡都有。

當令的蔬菜最優質，不清洗包報紙放冰箱

當令的蔬菜最好，千萬不要花大錢購買不是當令的蔬菜。當令的蔬菜不僅比較便宜，而且成長條件較好、農藥施用較少，也比較新鮮。購買時，盡量挑選外觀完整、色澤比較濃、質地較清脆有聲、重量比較重的蔬菜。

買回來後，先除去塵土，如果要馬上食用，就用大量清水沖洗乾淨，不要浸泡，這樣才能去除農藥。但如果不是當天食用，那就不要清洗，直接用報紙包裹後，放到冰箱保存，冰箱溫度最好維持在攝氏三至六度，這個溫度最適合蔬菜保存，保存時間也會比較長。

蔬菜經過清洗再冰存的話很快就會爛掉，所以若不是即刻食用不要立刻清洗；若是根莖類的蔬菜，就直立放在冰箱或陰涼處即可，根莖類儲存比較久；至於南瓜、茄子、甜椒等瓜果類的蔬菜，則適合貯藏在室溫下，所以建議直接用紙包起來後，放在室內陰涼處或是冰箱的蔬果室。

蔬菜的分類

淡色蔬菜

相對於深色蔬菜，淡色蔬菜含有維生素A較少，維生素B與維生素C則較多，還有部分鉀與鈣。

淡色蔬菜包括

- 白色蔬菜，如白蘿蔔、冬瓜、大白菜等；
- 淡綠色蔬菜，例如花椰菜。

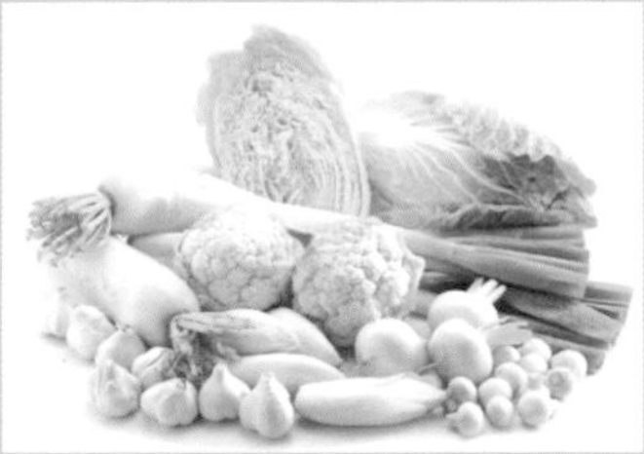

深色蔬菜

深色蔬菜含有豐富的維生素A與鐵質，顏色愈深，維生素A的含量愈豐富。

深色蔬菜可分三種：

- 深綠色蔬菜：青江菜、波菜、空心菜、地瓜葉都是；
- 深黃色蔬菜：如胡蘿蔔、南瓜、蕃茄等；
- 紅色蔬菜：如紅鳳菜、莧菜等。

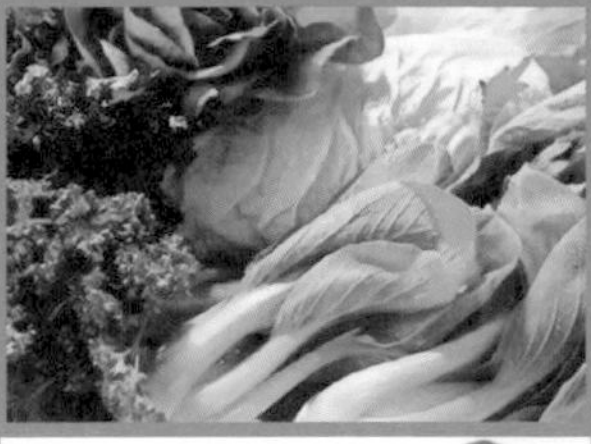

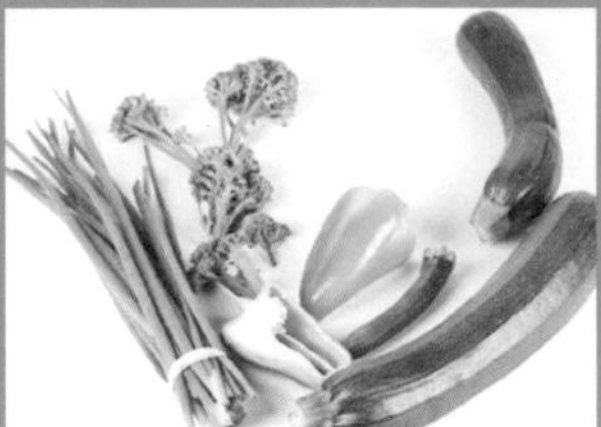

大量清水沖洗，不要浸泡

葉菜類蔬菜從冰箱取出後，直接用清水沖洗三次，不需要浸泡，主要目的是將農藥沖洗乾淨；若是根莖類，先剝掉最外層的皮，剝完皮後再用清水沖洗過一次就可以，沖洗完後再切。

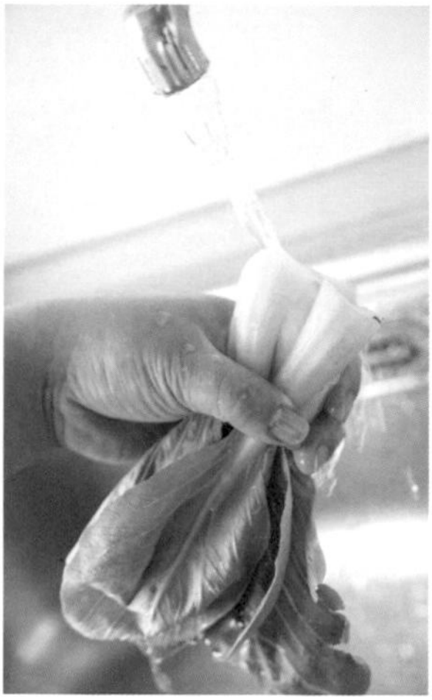

如果擔心光用清水沖洗會有農藥殘餘，不妨把蔬菜放置於容器中，再加入少許鹽巴，然後再用水不斷沖洗，但非常不建議放在容器裡浸泡清水，這樣會讓農藥一直在容器裡打轉而洗不掉。

水炒青菜，酵素營養不流失

烹飪蔬菜的方式，不外乎生食、水煮、汆燙、水炒、清蒸、油炸。若依照我個人經驗，生食是最能保持酵素完整的方法了。其次，若依酵素營養消失的程度來評估，用「水炒」的方式，酵素營養消失較少，再來是「清蒸」，而「水煮」、「汆燙」的方式，酵素營養耗損最大。

水炒最好是用約一調羹的橄欖油或花生油或苦茶油等，加入切碎的蒜頭、薑、辣椒、非人工調味料等清炒，並於食材都放入鍋內後加入適量清水，幫助蔬菜熟成。

清蒸的方式是將切好的蔬菜連同配料、調味料一起放入電鍋裡蒸，但是根莖類的蔬菜較不適合用蒸的。

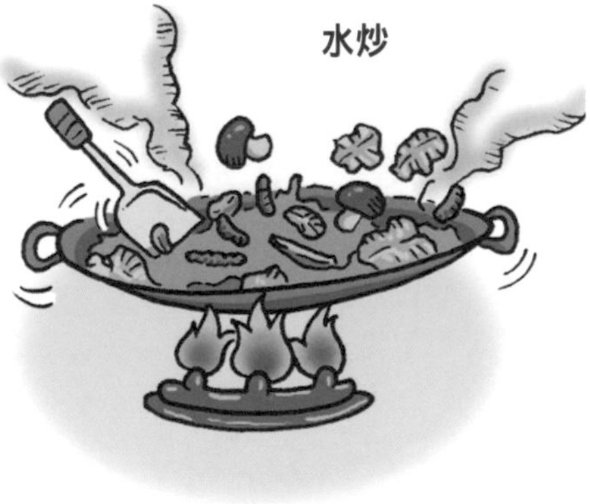

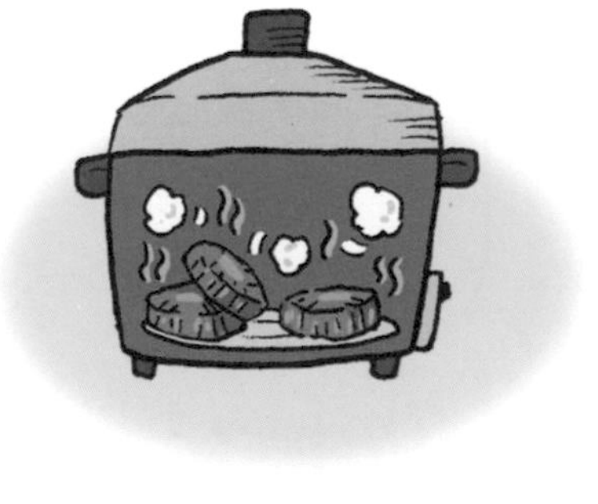

汆燙就是直接將蔥、薑、蒜、辣椒等配料與蔬菜一起放入長柄濾網容器，並置於煮滾的大鍋水中，快速至熟，但營養素會蒸發得很快。

水煮則是少許的水放入炒鍋中燒開，先下蔥、薑、蒜、辣椒等配料，再放入切好的蔬菜一起用水煮，把水當油用；可是用水煮，蔬菜的營養素容易蒸發，用少許的油來炒，反而可以保留營養素。

蔬菜用**油炸**的，營養素會流失，根莖類會比較適合。

烹飪好的蔬菜要儘快吃掉，若吃不完，等下一餐再回鍋熱過，營養素會流失更多、風味也會不好。

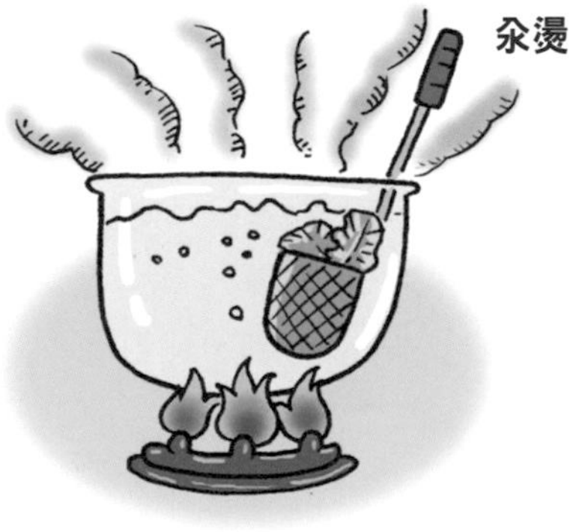

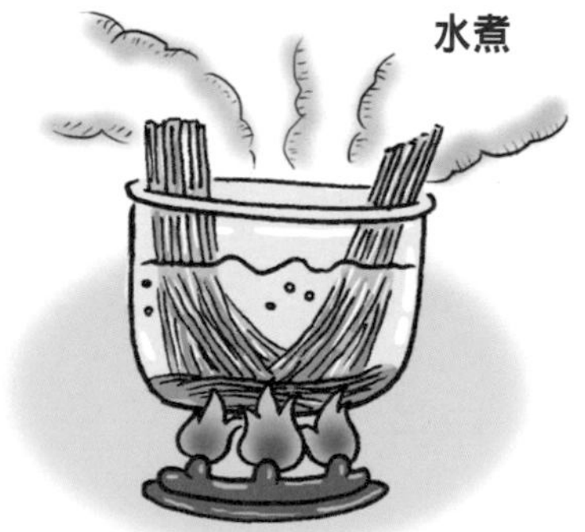

受到國際化的影響，越來越多人的飲食內容偏向西式飲食，但是西式飲食中，魚、肉的攝取量較大，膳食纖維的攝取量較少，所以容易發生腸胃疾病，如果要避免腸胃疾病，每天都要攝取一定量的纖維素，也就是每天都要吃足夠根莖葉菜類的食物，一天至少需要十四公克，大約是每餐二飯碗的量（蔬菜烹飪後的量），而且最好每天要吃四種以上的蔬菜，不包含水果。蔬菜除了可以幫助我們吸收營養素之外，還可以幫助腸胃蠕動，蔬菜中的植物化學物質會激發人體酵素、中和人體內可能致癌的化學物品。

我的建議是，如果每餐三樣菜，除了主食蛋白質外，其中兩道必須是蔬菜，一份根莖類、一份葉菜類，再加上一份水果；若是五道菜，則必須有三道蔬菜，兩道葉菜類、一道根莖類，及兩份蛋白質主食，必須為多重蛋白質，亦即一份植物性蛋白、一份動物性蛋白，動物性蛋白容易產生蛋白質與脂肪，但植物性蛋白不會產生脂肪，再加一份水果。如此，不僅營養均衡，且營養素充足。

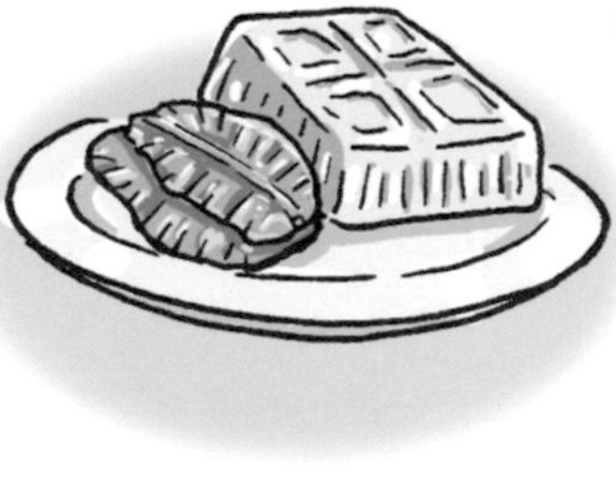

Chapter 4 吃有機食物，增加體力與能量

有機的食物含有較多營養素，對身體確實較好。

有機食物對酵素的保存比一般食物更好，尤其是植物方面。雖然不能說有機的食物「神通廣大」，可以完全抵抗重大疾病，如癌症的侵襲，不過減少經化學農藥、肥料施作的農作物，對身體確實較無害。

「有機」可以分為不完全有機和完全有機兩種。前者就是動、植物的有機食物都吃，但動物性的有機食物除了生魚片外，皆為熟食；後者則是不吃動物性產品，只吃食物、不吃食品，只吃植物性的食物，並且只生食。所謂動物性的有機食物，就是在飼養的過程中不施打荷爾蒙與抗生素，讓家禽、家畜等自然成長，盡量避免對天然生成酵素的破壞。

有機食物增強人體對抗疾病的能力

雖然人體本身也會製造酵素，但在大魚大肉之後，體內酵素會分泌不足，因此需要依賴外在食物補充加強。酵素可幫助食物消化代謝，如果沒有適度補充，食物代謝分解會變得緩慢而積累在腸胃中，導致脂肪囤積。為了讓食物酵素完全發揮，**蔬果類盡量生食最好**，讓酵素得以完整吸收，**但肉類除新鮮的魚可以生食之外，熟食較為理想**。

倡導有機飲食的目的，無非要呼籲大家回歸自然的飲食方式，減少攝取人工培養的食物或食品，以免對免疫力產生破壞，讓我們的身體提高體力、精神及能量，尤其有機食物可以破壞長期囤積在腸胃裡的毒素，自然讓我們更有能力去對抗疾病。

食物經過煎、煮、炒、炸、烹調、加熱的過程，其中的酵素可能會被破壞殆盡。另外，現代食物加工保存的方式也都改變，例如醃、燻等，不再如古早的傳統方式。

現在食品處理過程中，常添加防腐劑之類的物質，這些添加物再經過微波爐加熱等烹飪方式，食物當中的營養無疑都被破壞光了，即使吃了，人體的抵抗力、免疫系統也都無法提升。尤其是蔬菜，烹煮方式不當，甚至會讓蔬菜中的中性離子流失，從鹼性食物變成酸性食物，而酸性食物吃多了對身體是有害的，酸性食物會讓免疫細胞的活性下降，也會讓尿酸不容易排除，尿酸不容易排除就會導致疲勞，毛病就會接二連三的產生。

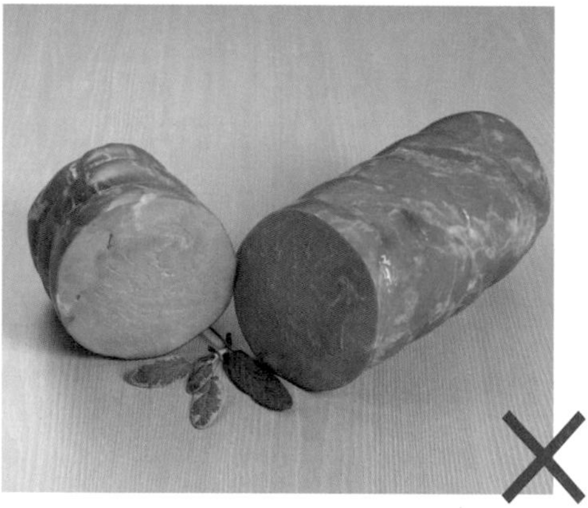

有機食物的攝取原則

1 要攝取各種不同的營養素，六大類食物都要攝取，不可偏廢，努力保持均衡飲食及營養。

2 多食用新鮮的蔬菜水果，盡量少攝取奶、蛋白、動物性食物，以避免攝入食物中殘留的荷爾蒙。

3 多食用新鮮的芽菜類，例如苜宿芽、綠豆芽等，這類農產品只要水就可以成長，較不會有食物污染的問題。

4 可多吃五穀雜糧、十穀雜糧、蕎麥、糙米、地瓜、山藥等，不要吃精製米、麵類。

5 盡量使用薑、蒜頭、香草類的天然香料，盡可能保持食物原味；調味宜清淡，減少使用加工鹽、糖、人工味素等調味料。

6 不要食用經過精緻化、加工的食物，例如麵包、蛋糕、糖果等，這類食物的GI值（升糖指數）非常高，會影響食物分解代謝的效率，並增加熱量。

7 避免食用經過基因改造的食物，如基因改造黃豆製成的豆腐、豆漿。

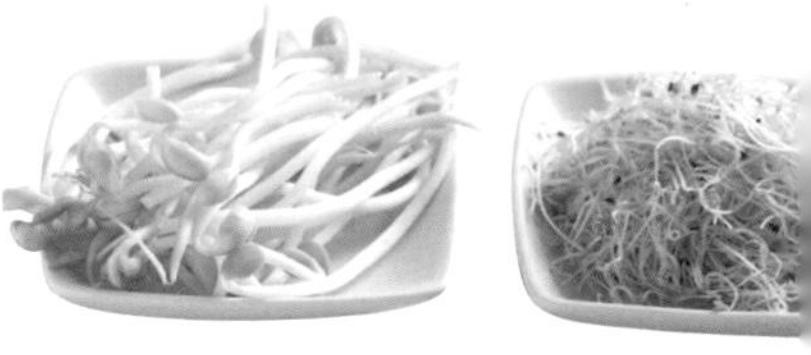

低GI飲食，讓健康更加分

聰明選擇低ＧＩ食物，血糖不飆升，讓我們健康又瘦身。

ＧＩ值（Glycemic Index），就是「升糖指數」，「低ＧＩ食物」或是「低胰島素食物」的食物在食用後，血糖不易快速上升，因而不會造成胰島素大量分泌，易達到飽足感，飲食不易過量，且低ＧＩ飲食所含纖維量通常比較高，高纖維食物在胃部消化分解時間比較長，可消耗更多卡路里，體脂肪也就不容易產生，可達到減重的目的。食用低ＧＩ食物亦能有效降低三酸甘油脂及降低壞膽固醇（ＬＤＬ），提升好膽固醇（ＨＤＬ），亦可有助學習與增加記憶能力。

低 GI 食物的特性

延緩血糖值升高

每一種食物都有一種 GI 值，GI 值高低會影響血糖值是否升高。高 GI 食物會讓血糖值快速上升，胰臟必須分泌胰島素讓血糖值下降，容易囤積脂肪。低 GI 食物會使血糖值緩慢上升，胰臟不會快速分泌胰島素。

易有飽足感

低 GI 食物醣的含量較低，例如五穀飯、十穀飯、糙米、地瓜、山藥、南瓜，它的膳食纖維豐富，在胃停留消化的時間較長，幫助腸胃蠕動，易有飽足感，不易快速消化。

有助於血糖之控制

低 GI 食物，如脂肪、蛋白質類食物，不會讓血糖值快速上升，因此不會使胰島素急速分泌。當胰臟不須不停分泌胰島素，胰臟就會漸漸恢復應有的功能，醣化血紅素值會降低，糖尿病狀況因此改善。

體重會下降

低 GI 的食物，不會導致血糖急速上升，胰臟就不會立即分泌胰島素。所以，血糖造脂的可能性不高，於是囤積脂肪的機會亦減少。

高GI值的食物會加速血糖上升，血糖一上升，就開始分泌胰島素，會影響食物消化過程，而驟升的胰島素容易囤積脂肪造成肥胖，且因胰島素分泌太多，提高心臟病、糖尿病發生，提高新陳代謝失衡情形。

低GI值食物瘦身之原理

我們必須了解熱量的特性：吃得好、消耗得少，也就是吃進去大於消化的，當然會胖；七千七百卡的熱量就等於一公斤的體重。

要瘦身一定要了解食物GI值。GI值高的少吃，GI值低的可多吃，也就是吃對食物便可享受健康所導致的減重效果。低GI食物之所以有利於瘦身，其機制在於這類食物不會讓血糖值上升，不會促使胰臟去工作。了解這個道理，就不會因食物攝取不當，而囤積脂肪在身上。所以一定在三餐均衡飲食習慣下，避免攝取高GI食物，如精緻米、麵，多食全穀根莖類的低GI食物，不要吃含醣高的水果，如西瓜、果汁、甜點等，而應攝食高纖維的蔬果。調味料及麥芽糖盡量不吃，而葡萄糖則少吃為妙。只要了解食物GI特性，謹慎挑選食物，一定能有好的瘦身結果。

但若是你一輩子都很瘦，而且體重沒有問題，GI值對你來說就不特別重要，你的身體幾乎可以確定會很有效率地處理糖分，你要注意的是反而是纖維素的含量。

原則上愈粗糙或少加工的食物，GI值都會較低。此外，烹調方式也會影響到GI值，生食的GI值比熟食低；新鮮食物的GI值比罐頭食物高；搗碎、煮爛、磨碎的食物GI值比完整、質地較硬的食物高。

最後仍必須將食物的熱量和份量考慮進來，因此即使全脂牛奶、肉類的GI值較低，但是吃多了脂肪仍會造成體脂肪的堆積，因此除掉高脂的食物，並且適量飲食，才能算是善用低GI食物，也才能真正達到瘦身又健康的目的。

表 各種食物 GI 值高低比較表

低 GI 值食品列舉

蔬菜類：
香菇、金針菇、海帶、菠菜、青江菜、高麗菜、大白菜、小黃瓜、芹菜、茄子、青椒、竹筍

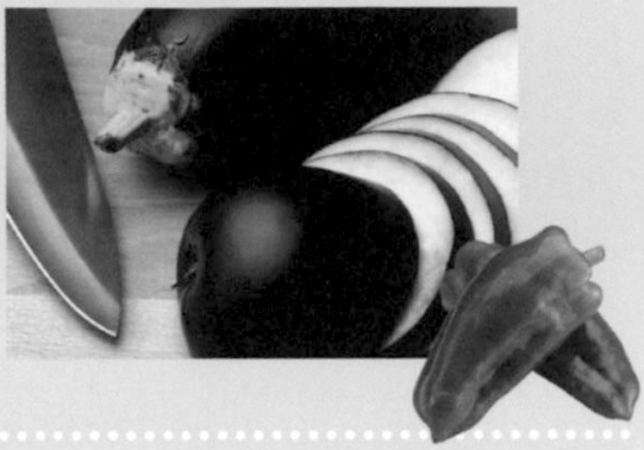

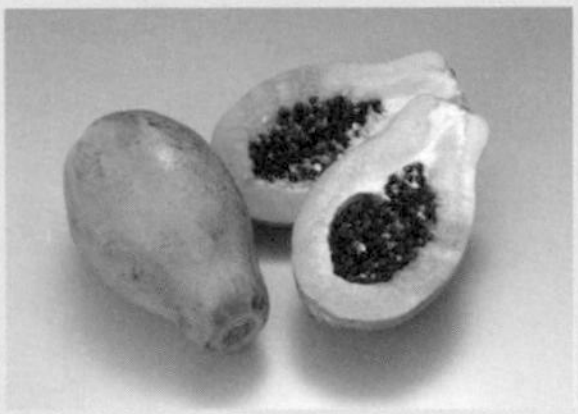

水果類：
金桔、酪梨、柚子、草莓、木瓜

蛋奶豆類：
雞蛋、原味優格

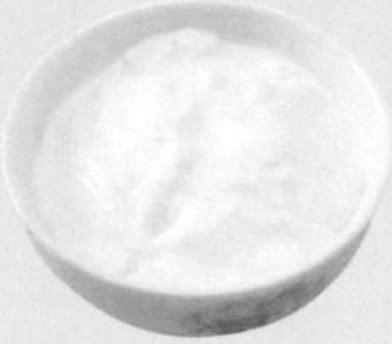

飲料類：
清酒、紅茶、牛奶、黑咖啡

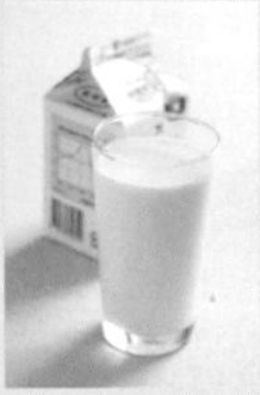

調味料類：
碗豆醬油、蠔油、醋、鹽、美乃滋、番茄醬

中 GI 值食品列舉

蔬菜類：
洋蔥、番茄、蓮藕、牛蒡

水果類：
柳丁、水梨、荔枝、葡萄柚、蘋果、奇異果、西洋梨、櫻桃、水蜜桃、哈蜜瓜

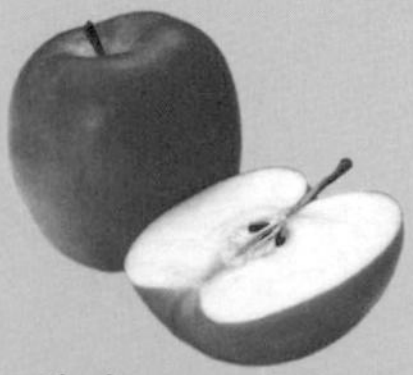

肉與海鮮：
花枝、蝦子、螃蟹、魚肉、雞肉、鴨肉、豬肉、羊肉、牛肉

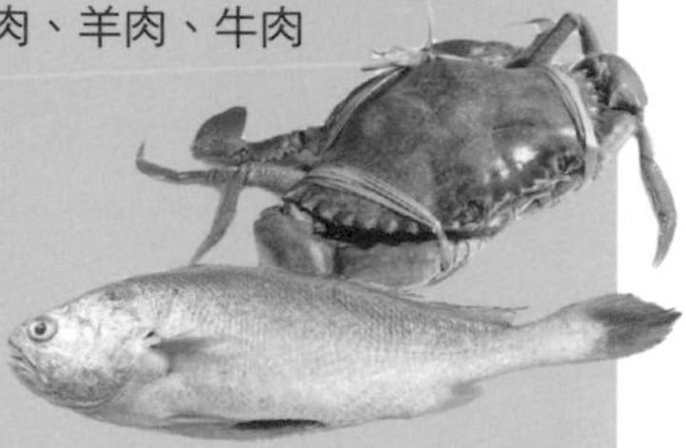

蛋奶豆類：
豆腐、優酪乳、奶油、煉乳、起司、鮮奶精

飲料類：
紅酒、啤酒、可樂、歐蕾咖啡

其他：
冬粉、麥片、胚芽粥

高 GI 值食品列舉

主食類：
拉麵、炒飯、燴飯

內臟類：
脆腸、肥腸、豬肚

加工食品類：
甜不辣、花枝丸、貢丸、魚板、蛋餃、牛肚、豬血糕

Chapter 6

分享個人推薦的好食物

善用幾樣好法寶，在健康瘦身路上助你事半功倍。

我一直在強調飲食均衡的重要性，在健康瘦身的過程中，我努力地實踐這個原則，成效也非常好。不過，我個人倒是有幾樣法寶，它們是我瘦身過程中的好夥伴，在此特別列出跟大家分享。

特別推薦1 植物性蛋白質

動物性蛋白質偏酸，會使人體內的乳酸代謝物增高，而植物性蛋白質正相反，偏鹼性的植物性蛋白質含有豐富的鉀、納、鈣、鎂等陽離子，可以抵消過多的酸性成份，維持血液弱鹼性的生理狀態，保護體內的生態平衡，對健康、體重控制都有很大的幫助。

我的早餐幾乎沒有動物性蛋白質，通常都以植物性蛋白質為主，例如無糖的豆漿或黑豆漿、有機綠豆芽、冬粉、新鮮的或乾香菇、杏鮑菇，以及各種豆類、非基因改造豆腐等，每天早上吃下肚的植物性蛋白質盡量不重複，以充分而均衡地攝取不同類的蛋白質營養，這麼做的好處是小腸能吸收到豐富多元的營養素，達到新陳代謝的目地。

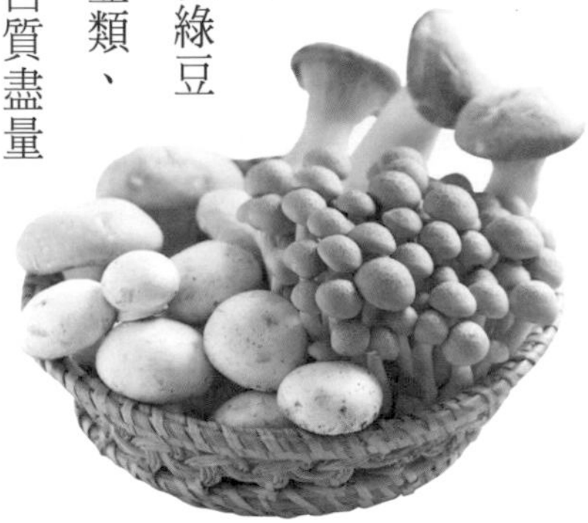

我之所以鼓勵大家早餐多吃植物性蛋白質，是因為與動物性蛋白質相比，植物性蛋白質較不會產生脂肪，即使有也是微量，已足夠我們身體活動所需。

特別推薦❷ 各類堅果

我一直強調三餐都要吃蛋白質，尤其建議三餐中有兩餐要以植物性蛋白取代動物性蛋白，而堅果類（不含扁豆，扁豆蛋白質含量較少，屬於菜類）就是好的植物性蛋白來源。我們可以在早餐裡加入不同種類的堅果一起食用，如此即可獲得優質的植物性蛋白質。

堅果的營養成分很高，國外的研究報告評比堅果是十大營養食物之一，具有食療功能。堅果包含蛋白質、脂肪、碳水化合物與維生素B、E及少量礦物質鐵、磷、鈣、鋅等，以及膳食纖維，

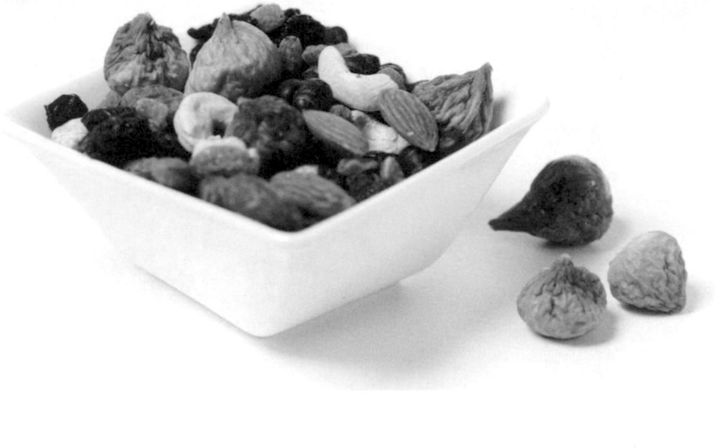

幾乎囊括了五大營養素，最主要是具備不飽和脂肪酸，不僅可以抗氧化，還可以破壞飽和脂肪酸、清除自由基。

堅果中如葵花子，擁有清除自由基的優秀能力，可以降低因心臟病猝死的可能性，因為堅果有某些成分可以產生抗心力失常的毛病，所以不吃堅果與有吃堅果的人比較，前者發生心臟病猝死的機率比較高，因此建議每週至少要吃兩次或兩次以上的堅果，一次攝取量，以銀杏為例，一次約十顆左右，也不宜攝食過多。

堅果還可以調節血脂肪，堅果含有不飽和脂肪酸，可以幫助抗氧化。此外，堅果也可以增加腦力及智力的發展，我們的腦細胞是由百分之六十五的不飽和脂肪酸和百分之三十五的蛋白質所組成，大腦發育最重要的養分是不飽和脂肪酸，而堅果含有大量不飽和脂肪酸，其成分對改善腦細胞與增加營養非常有幫助，尤其是孕婦及兒童是最適合食用的。

特別推薦3 南非國寶茶

南非國寶茶（Rooibos Tea）是一種有機野生植物茶，僅能生長於無汙染的淨土，全世界只有南非開普頓的Cedarberg 及 Olifants 山脈才能生產，是南非的三大國寶之一，日本人稱之為「長壽茶」。南非國寶茶不含草酸、無咖啡因，具有抗氧化成分，抗衰老功效是綠茶的五十倍，據研究，能夠除皺嫩膚、養顏美容、保持青春，可幫助維持消化道機能、改變細菌叢生態、增強體力、調整體質、幫助睡眠，所以能使血壓正常、降血脂、降膽固醇、降血糖。

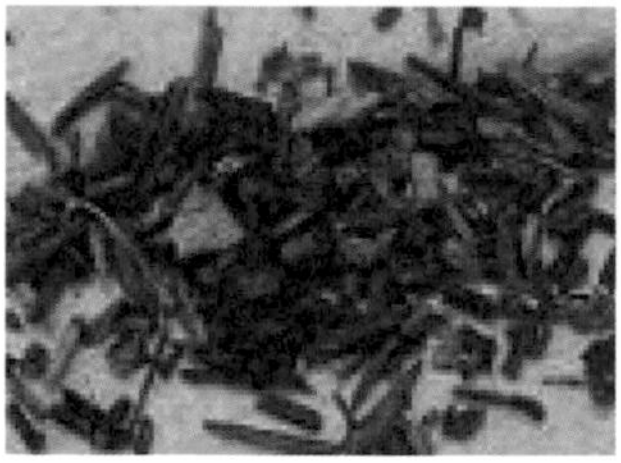

南非國寶茶冷熱飲皆宜，我通常都是將南非茶包放入熱水中，經過約三至六分鐘，茶湯呈現出如琥珀色，即可飲用。另外，將煮泡好的茶放在冰箱中存放數天也不會壞，飲用時風味依舊，冷藏後也可以再加熱，完全無損味道。

我有時候也會在煮番茄蔬菜湯時，加入一茶包的南非茶，竟有意想不到的美味。

特別推薦4 梅子

梅子含豐富的維生素、有機酸、礦物質等，雖然嚐起來是酸的，但經消化吸收後反而會成為鹼性物質，使人體血液保持中性至微鹼性，具有促進新陳代謝及腸胃蠕動、幫助消化、淨化血液、提高免疫力、預防癌症、殺菌及延緩老化等功效。

現代人的飲食多以酸性食物為主，平日若能多食用梅子保健，則有助於平衡血液中的酸鹼值，尤其素食者更應該多食用梅子，因為臨床經驗顯示，素食者的膽固醇、三酸甘油脂都偏高，多食梅子有益，但是胃酸過多者不宜。

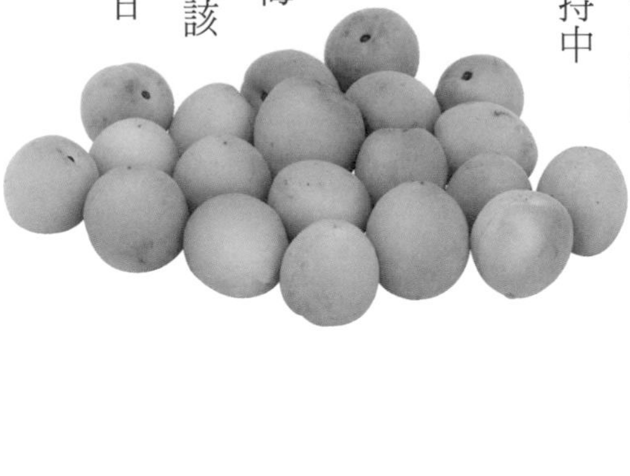

夏天時，不妨自製烏梅汁隨時飲用，保健又衛生。另外，濃縮青梅精也是很不錯的選擇。濃縮梅精的功效是一般鹹梅的三十倍，我每天服食一至二公克的梅精，或直接食用、或泡開水飲用，偶爾以蜂蜜或果糖等混合調製成果汁，以此方法每天食用約一至三次，可視個人需求使用。

酵素幫幫忙，消化代謝更順利

人體就像一部汽車，酵素就像汽油一樣，有了汽油車子才會開動，否則只是一部靜止不動的車子。

酵素是一種觸媒，為人體新陳代謝中的一種媒介，人體本身就有自製酵素的能力。從嘴巴開始，有所謂的「澱粉分解酵素」，口腔咀嚼食物的動作不只是牙齒把食物嚼碎，還會促使唾液分泌，食物與唾液中的澱粉分解酵素混合後，變成食團往食道、胃裡推送。而胃液裡也有胃蛋白分解酵素，到了小腸也有來自肝臟的酵素和胰臟的分解酵素。

食物從口腔經食道、胃、十二指腸、小腸到大腸，受到且分解蛋白質的酵素、分解碳水化合物的酵素、分解脂肪的酵素的作用，可以在短時間內被輕易分解成微小的粒子，為人體吸收，轉化成能量送到各個組織器官中。

補充酵素，幫身體加加油

雖然前面提到，人體能自製酵素以供所需，但人體所能產生的酵素有限，而且當年齡漸增，製造酵素的能力便會降低，因此必須從外來的食物中取得。若要從食物中補充酵素，且選擇新鮮的蔬菜和水果。

不過，因為人們習慣、也喜歡熟食，因此要從食物中攝取完整的酵素並不容易，為了減少胃腸消化液的負擔，補充酵素產品是有必要的。市售的酵素產品，包括錠劑、膠囊、粉末及液體等。

商品化的酵素可能來自動物酵素，如例如胰酶（pancreatin）及胃蛋白酶（pepsin），以及植物酵素（麴菌），它們會在我們進食過程協助消化過程，減少身體的工作量及人體自製酵素的消耗量。

另外我們可購買蛋白質酵素（分解蛋白質）、澱粉酵素（分解澱粉及碳水化合物）、脂肪酵素（分解脂肪）等三種綜合酵素，因為這三種酵素可以分解大部份人們吃下去的食物。

酵素的作用

消化食物

酵素可以在短時間內分解食物，使食物分解成微小的粒子，被人體吸收。人體中，有不同類型無數的酵素，負責體內各種化學變化，而且一天二十四小時之間不停的運轉。

產生熱能的原動力

從食物攝取的部份營養素經體內氧化，轉變成熱能，輸送全身，而酵素在氧化的過程中，職司重要的工作。

負責新陳代謝

人體要在均衡飲食下，攝取足量的蛋白質、酵素、脂肪、礦物質、維生素、水及膳食纖維。這些食物如果沒有酵素去消化、吸收，就無法成為營養素，所以食物即使不足量，人仍能維持生命，但是沒有酵素，我們就沒有了生命。因此酵素參與我們新陳代謝的生化作用，如果酵素分泌不足，對身體會產生一定的影響，代謝能力一定會降低。

補充酵素時，搭配冷開水

補充酵素如果沒有注意一些小細節，可能也是白吃了。酵素是蛋白質，因此有怕熱（一般不能超過攝氏五十度）、怕強酸或怕強鹼及怕光的特性，所以補充酵素時一定要用冰涼水或溫開水，錠劑、膠囊以開水吞服，粉劑則建議先以冷開水調勻，而液狀酵素則可直接飲用或加少許冷水飲用。

如果是要幫助消化的酵素，可以和食物一起服用；如果是要清腸、改善便祕的酵素，通常是空腹服用。有胃痛困擾者則不宜空腹吃，建議在餐和餐之間補充。（本段文字節錄自《常春》月刊第三一二期）

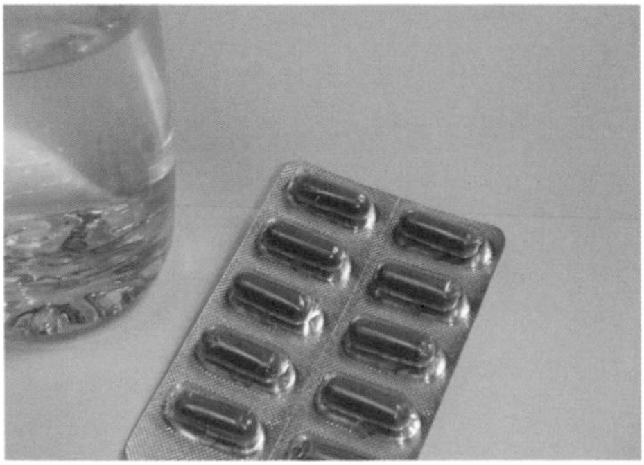

選購時應依照自己的需求

適量的補充酵素是保持健康長壽的不二法門，如果人體自己就能製造足夠的酵素是最理想的，若不能，那麼從食物中獲取酵素也不失為好方法。不過若要從食物中獲取酵素，就必須生食這些食物，因為食物蘊含的酵素量經過烹調後存在的量已經非常少。

為了彌補生鮮食物酵素貯存不易的困難，現在市面上已開發出形形色色的酵素產品，目前市售酵素產品大都含多種酵素組合，建議購買時先看清楚成分標示，選購時應依照自己需求，認明產品中是否適合的成分，像是水果酵素或脂肪分解酵素等。脹氣的人可購買木瓜酵素或鳳梨酵素，便祕的人可購買含纖維分解酵素的水果酵素，要吃大餐的人可購買脂肪分解酵素。

以我為例，在遇到聚餐的場合，蛋白質攝取量難免容易超過每日的標準攝取量，所以為了有利於代謝消化，我會購買多重酵素的產品，於餐後三十分鐘內使用；但平日因為飲食均衡適量，所以就不須另外補充酵素了。

Chapter 8

飲食要均衡，身體也要動一動

均衡的飲食輔以有效的運動，不僅可以讓身體更有效活化，也可以達到相輔相成的作用。

我的運動習慣可以分為兩個方向，一是每天都要做的、一是一週只做三次，每次約三十分鐘；前者有起床及睡前運動兩種，後者是快走、慢跑與刮痧。

一起動一動① 每日運動

起床運動

當我早上醒來時，不會一轉身就跳下床，開始一天的活動。我會先讓身體動一動，活活筋骨、舒展全身，感受一下新鮮空氣進到身體裡的感覺。

腹式呼吸法

作用

腹式呼吸法可以讓呼吸更順暢、調整心肌循環，以及幫助腸胃蠕動，有助於排便順暢。

步驟

1. 右手掌輕壓胸部，左手掌輕壓腹部（容易發生鮪魚肚的部位）。
2. 深深吸氣，直到覺得肚子鼓滿了，然後慢慢吐氣。此時會感覺到左手隨著吸氣、吐氣的動作上下律動。同樣的動作反覆做二十次。

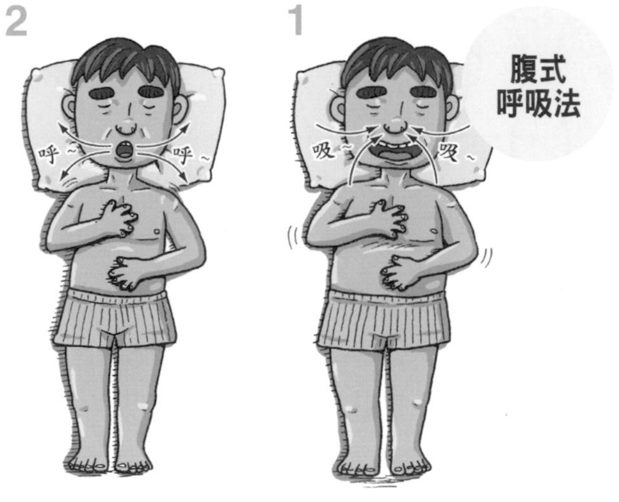

●踢腿

作用

踢腿的動作不僅可以幫助腸胃蠕動，還能強化身體循環、增加肌肉彈性。

步驟

1. 身體放鬆平躺。
2. 左腳先由內往外踢二十次，再換右腳踢二十次。

踢腿動作

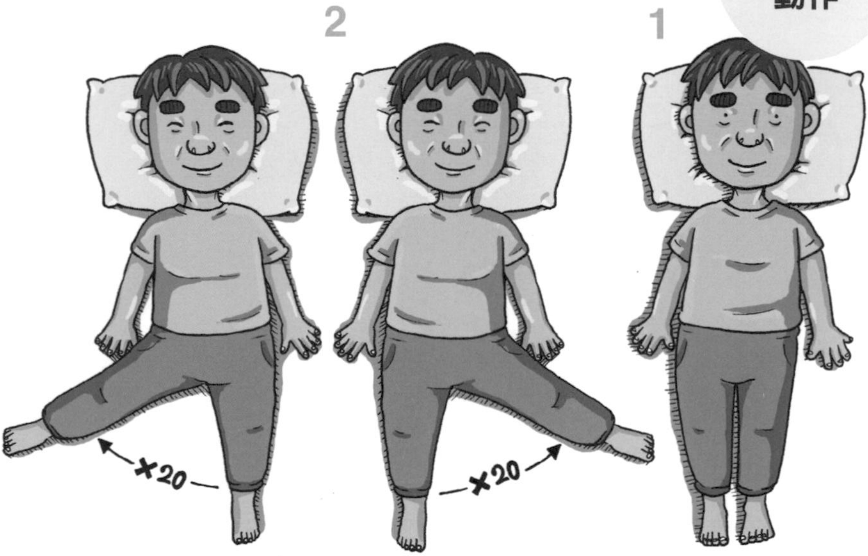

● 捶胸

作用

捶胸的位置正是中醫所謂的心經所在，輕捶這個部位可以增加肺活量、幫助心臟及附近血管循環。

步驟

1. 雙手握拳，拇指握在四指之下。
2. 雙拳一起輕捶左右胸口。搥胸的同時，正常的自然呼吸即可，不用刻意用力吸氣或呼氣，捶二十下即可。

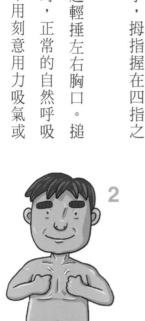

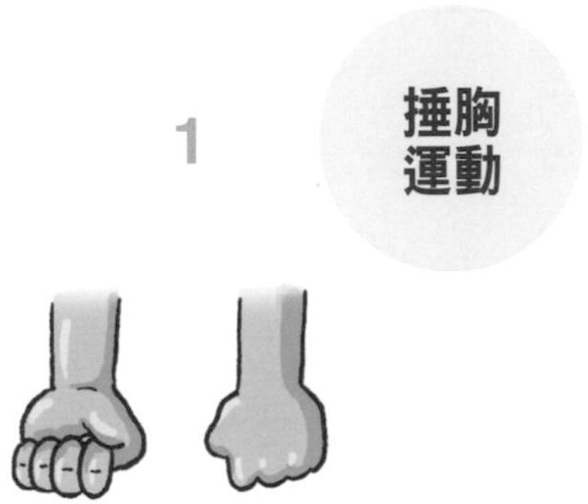

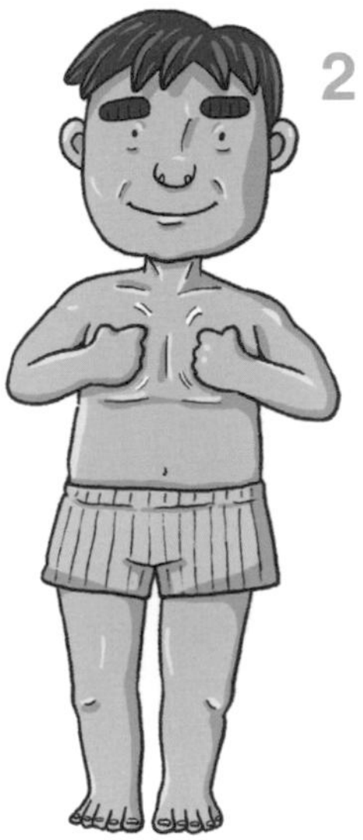

以上三個動作只要在每天睡醒動一動，運動完後再上廁所，排除掉滯留體內一晚的廢棄物（主要是尿液），接下來才是喝水。食物經過一個晚上的分解代謝，在我們早上起床時，差不多也是到達直腸肛門、準備排除體外的時候了，經過這三個簡單動作，會讓排便更順暢，把體內的毒素、殘渣全都排出體外，不殘留，身體自然更輕盈，接下來吃進去的早餐，就能夠完全發揮，讓我們一整天更有能量。

●快走與慢跑

無論慢跑或快走都對健康很有助益，可增加肌肉彈性、增加良性膽固醇（HDL）、消耗熱量。所以我每天都會快走一百公尺，再慢跑一百公尺，兩種方式交互應用，連續慢跑、快走三十分鐘，且樂此不疲。

不過，如果想要完全靠運動來減肥，那鐵定要失望了，因為要消耗掉七千七百卡的熱量，才能減輕一公斤，想想看，要跑多久多遠才能達到你的

快走與慢跑

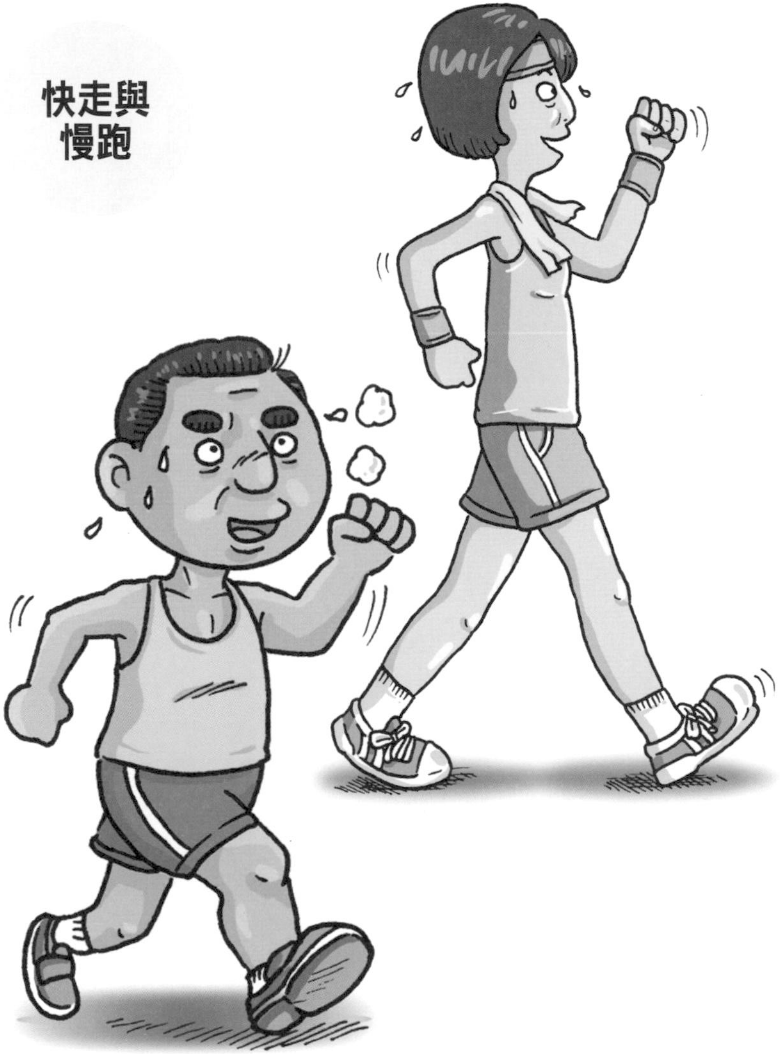

減重目標！雖然說運動的作用有限，但絕對是必要的，也是促進健康飲食的輔助，即使只是按照平常走路的方式輕鬆走走，也能消耗平常十倍以上的脂肪。

快走與慢跑相較，快走消耗的熱量較少，但大部份消耗掉的都是脂肪的熱量，慢跑的話，雖然消耗的熱量較多，但一半是肝醣、一半是脂肪的熱量。為了消除體內多餘的脂肪，在自然呼吸但略喘的情況下步行，心跳較平常跳得快，就能提升有氧運動的效能，快走可以增加人體的心肺功能，增加骨頭、肌肉力量、解除緊張、控制體重。

不過，有心臟病、氣喘或心肺功能不佳的人，必須特別注意身體狀況，一感覺不舒服就要立刻停止；此外，膝關節較弱、容易酸痛的人，也不宜快走，不妨改以慢慢走、走久些取代快走。健康的人則可以每天進行。

● 按摩大腸

1. 按順時針方向按摩、點壓按摩、點壓兼小幅度畫圓按摩，按摩的方向要按照大腸的走向，所以第一段從右下方處往右上方，第二段由右上方再橫向往左上方，第三段由左上方到左下方，接著才是到直腸。按摩時間約數分鐘即可，不需要太久。
2. 按摩前後都需要適度補充水分，按壓時需特別注意較有痛覺處，通常比較僵硬，此時必須繞著痛點四週慢慢紓緩，按摩時不要閉氣，和緩的呼吸以及按壓會讓按摩效果較好，而且氧氣比較容易進入僵硬的區域，使傷害恢復速度加速。

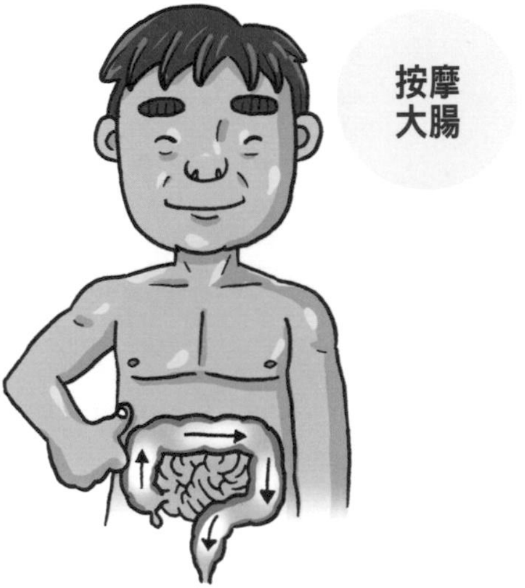

● 按摩腹部

1. 入睡前，平躺在床上，把雙手搓熱後，按摩腹部，以肚臍為中心，包括兩側的小腹部。
2. 每天按摩三百次以上。

按摩有兩個好處，一是平時按摩運動少的話，自我按摩可以權作適量運動，只要有用心做，保證按摩完，會感覺全身熱乎乎、汗液分泌，有種全身通透的感覺，這就是氣血活絡的表現。同時，按摩腹部還可以增加腸胃蠕動，達到消除便祕的目的。一名友人告訴我，他過去長期便祕，但自從固定做腹部按摩後，每天排便都很通暢。

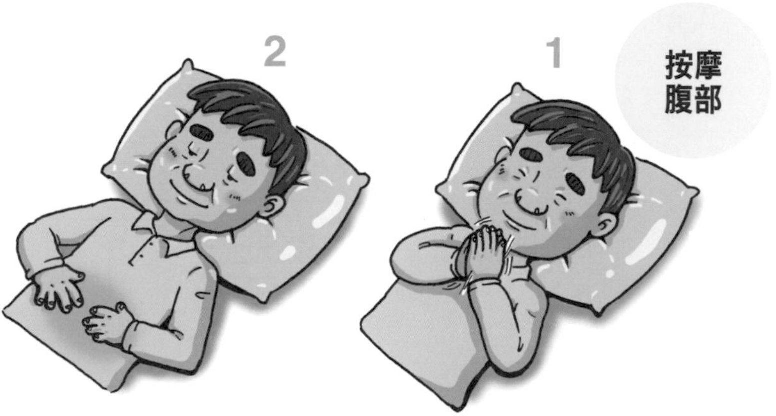

● 刮痧

我通常利用晚上幫自己刮刮痧，每次刮痧約需十五至三十分鐘，一週二至三次。

作用

刮痧可以促進腸胃蠕動、增強腸胃功能，有助於改善便祕。

工具

選用有醒腦開竅作用的白花油等作為刮痧潤滑油。

步驟

1. 刮背脊部膀胱經腰段，大腸俞刮至出痧。刮督脈腰陽關至長強穴至潮紅或至出痧。

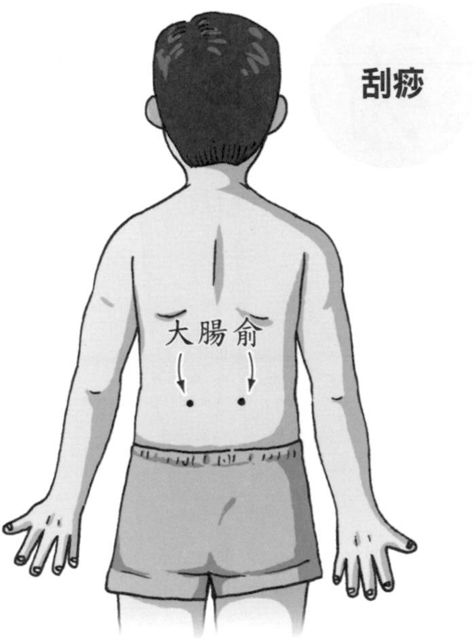

刮痧

2. 刮肚臍兩側天樞、大橫穴至出痧。

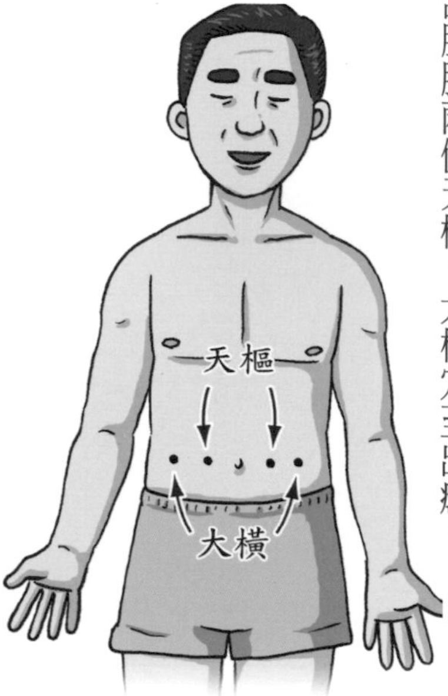

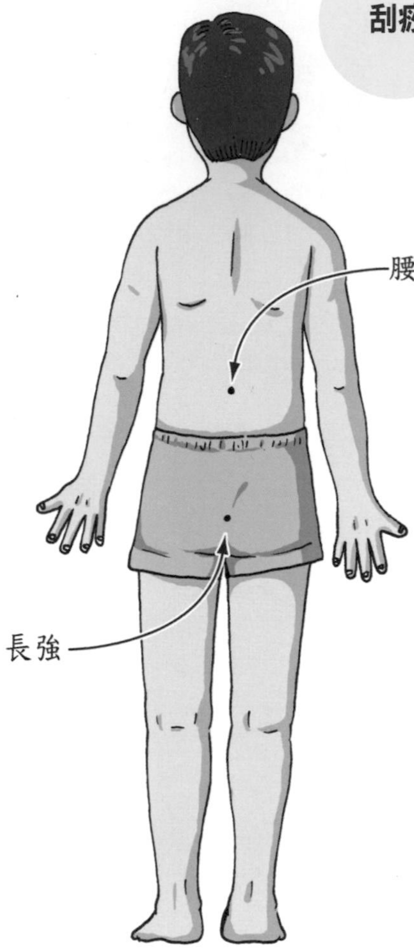

3. 刮上肢部支溝、手三里穴。

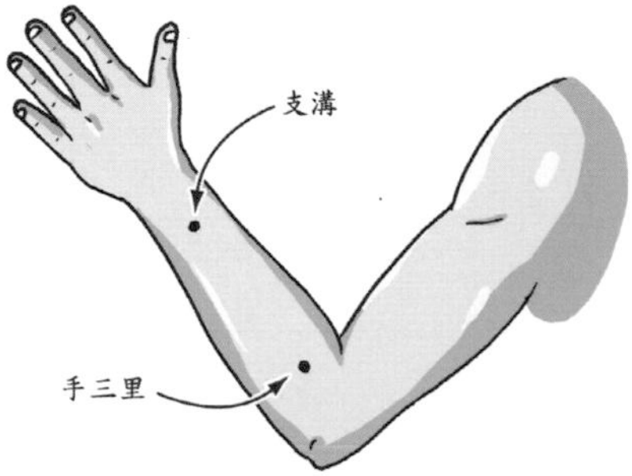

4. 刮下肢部足三里至上巨虛。

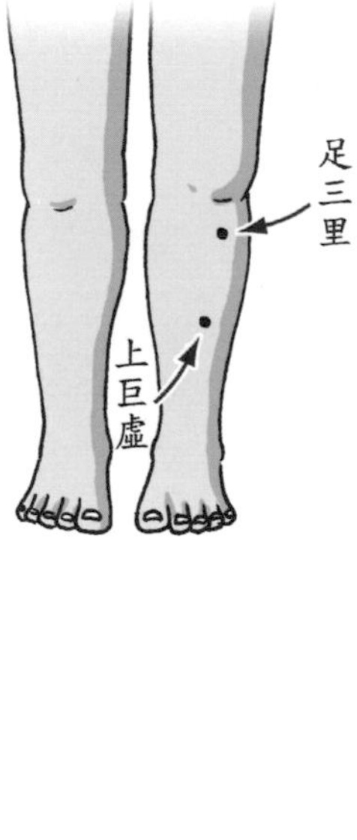

好的開始是成功的一半，代謝平衡再加油！

PART 3

避免掉入飲食陷阱

跳過一餐不吃、選擇吃素、過於重視卡路里……，
都隱藏了很多讓你無法瘦身、甚至喪失健康的陷阱。

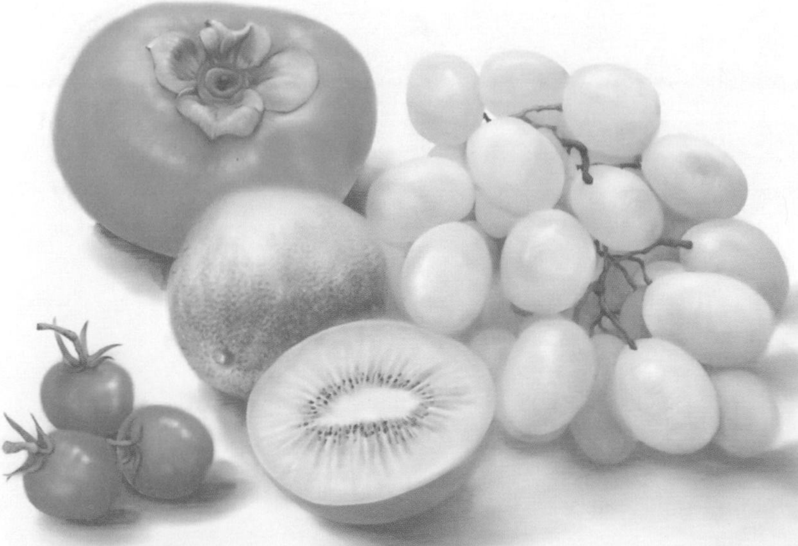

Chapter 1

均衡攝取食物，是行動不是口號

營養是健康的根本，食物是營養的來源，長期攝取不均衡，健康自然出問題。

大家都知道「營養」很重要，但是每次一談到營養，大家就都習慣用自己的偏好和想法去決定怎樣攝取，問題是我們從出生至長大成人的過程中，受到家庭、親朋好友及各種資訊的影響，對食物會有某種程度的偏好；如非受過專業訓練，一般人的營養知識不是來自各種書報雜誌，就是來自媒體或身邊親朋好友的討論與分享，自然也可能造成不正確的認知；再者，由於工作忙碌，以致每天每餐常常吃一樣的東西，每天攝取的食物有一致性，如此種種都造成食物攝取無法均衡，而長期攝取不平衡，身體無法獲得足夠的六大營養素，健康自然出現問題。

均衡攝取各類營養，不可偏廢

不少人因為長時間飲食的不均衡，搞壞健康後，企圖透過各種營養品、營養素來達到營養的充足，但這絕非上策。為了身體的健康，最好還是從各類食物攝取足夠種類、份量的營養素最理想。

我們的身體究竟需要哪些營養素？這些營養素到底有多少的營養價值呢？營養素基本上可分為六大類，生活在台灣真的很幸運，各類食物的供給非常的豐富，基本上我們可以從當季盛產的各類天然食物獲取所需的營養素。而身體需要的六大類營養素，可以從六大類基本食物裡面去攝取。

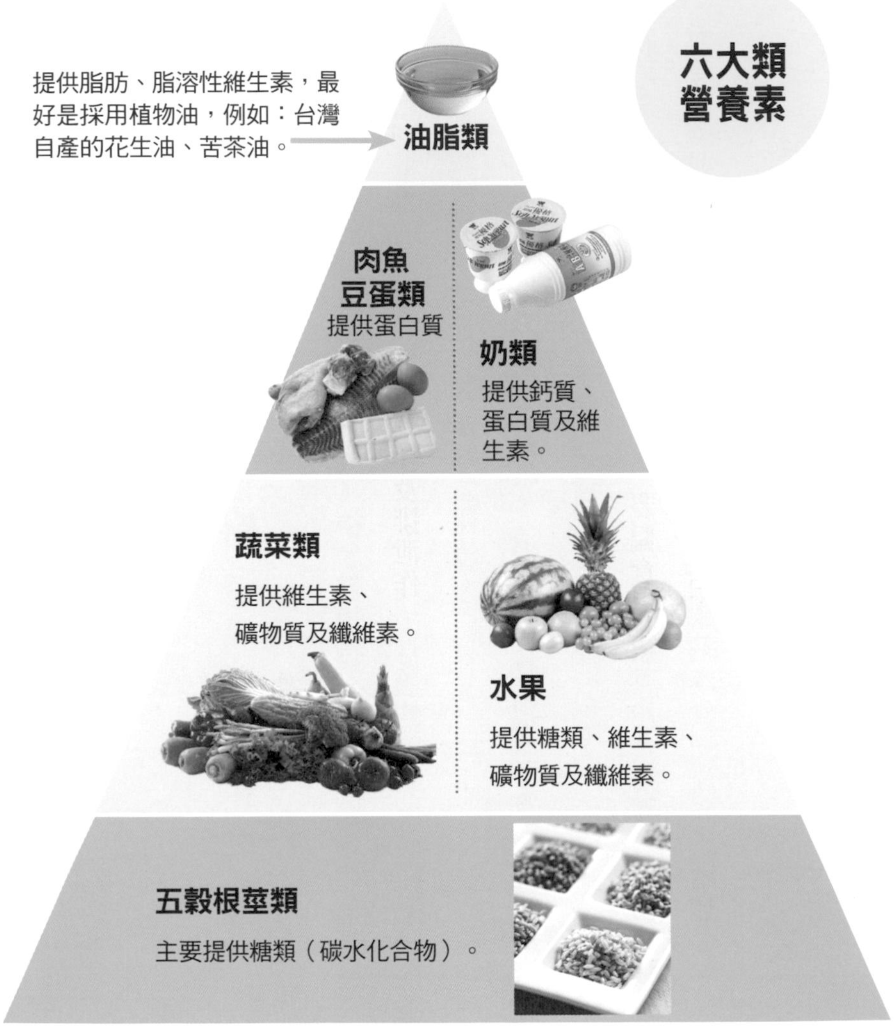
六大類
營養素
提供脂肪、脂溶性維生素，最
好是採用植物油，例如：台灣
自產的花生油、苦茶油。
油脂類
肉魚
豆蛋類
提供蛋白質
奶類
提供鈣質、
蛋白質及維
生素。
蔬菜類
提供維生素、
礦物質及纖維素。
水果
提供糖類、維生素、
礦物質及纖維素。
五穀根莖類
主要提供糖類（碳水化合物）。

六大營養素

蛋白質：最主要的營養素，負責維繫身體細胞組織的建造和修補。

脂肪：負責供給熱量，維繫身體細胞活動。

醣類：供給日常活動的熱量。

維生素：維持人體生理機能。

礦物質：可調節人體生理機能。

水：促進食物消化及吸收，維持循環及排泄作用，調節體溫。

攝取六大類食物的方法

我們要均衡攝取六大類食物。不要偏食也不要暴飲暴食；食物的種類要常常變換，譬如說一天的不同餐裡不要吃相同的食物，盡可能增加食物的多樣化，每一餐的內容都要做改變；並多攝取當季本地的生鮮食物，非當季的食物不僅比較貴且很有可能被施放太多農藥；然後，在烹調時，用油要節約，一天攝取最多三調羹的油脂量就很夠用了，不過也不要為了想瘦而吃無油餐，食物烹調的過程如果沒有一點油脂，可能反會導致便祕的情形，若是擔心食用油脂會造成脂肪囤積，那麼就儘量不要使用動物油，動物油很容易凝固，會在身體與血管中囤積。

餐餐多蔬果確實可以增進健康，選擇有機蔬菜尤其大有幫助，但必須是來自於沒有汙染的土壤且沒有施用過農藥化肥的，如綠豆芽、苜宿芽等，而唯有真正有機的有機蔬菜才可以生吃，只要稍微佐以調味料，如有機的減鹽醬油和沒有人工色素的自然調味料，如鮮菇素蠔油，就很美味了。有機蔬菜的酵素具有一定的完整性，絕對優於烹飪過的蔬菜，因為蔬菜只要經過烹飪，就會對酵素造成一定程度的破壞。吃進保有完整酵素和纖維素的有機蔬菜，不必補充額外的益生菌或是酵素就可以幫助我們的腸胃道蠕動更順暢。

多有機、多健康

有機蔬菜的好處真的很多，如果可以自己種的話當然最好。找塊可以種植的土地，開始種之前先確定土壤有沒有酸化，一般來講，土壤必須廢耕六個月以上才能恢復生態，種出來的蔬菜才是真的有機。自己種不僅可以吃到新鮮安心，多餘的蔬菜還可以饋贈親朋好友且聯絡感情。

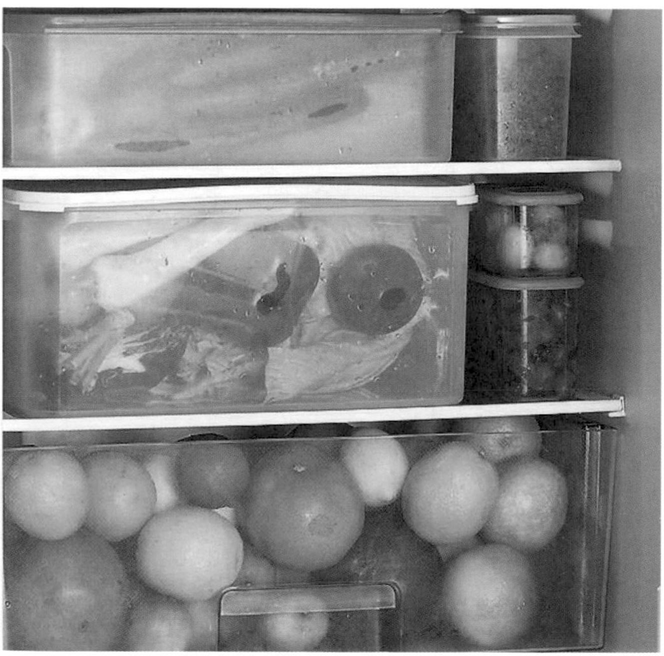

Chapter 2

早餐一定要吃，代謝才能均衡！

想要瘦，方法很多，但是不吃早餐、拼命餓肚子，是最不明智的方法。

你或許有過跳過一餐不吃的經驗，很多人早上起床趕著上班，因而常跳過早餐不吃。餓了這一餐，讓你覺得自己頓時輕盈不少，可是少了這一餐的影響有多大，你知道嗎？

早餐不吃，胃部容易累積脂肪

根據澳洲的一項研究指出，早上老是空著肚子的人胃部容易累積脂肪，這些脂肪會讓我們的膽固醇偏高，且比較容易罹患糖尿病跟心臟病。

現代人工作忙碌，夜生活繽紛多彩，常常遲睡晚起或匆忙起床，來不及好好料理一頓早餐，往往早餐跟午餐一起吃，這樣的飲食方式會讓我們體內的中性脂肪與膽固醇都偏高，不論是年輕人或中年人，一旦有了這種不好的飲食習慣，即可能營養攝取不足，導致新陳代謝不平衡，造成活動力與工作力比正常飲食的人差。

早午餐一起進食的習慣，無法讓身體確實獲得均衡的營養素，最理想的狀態是每日三餐，若有晚起，三餐時間一起往後調，每餐仍要間隔四至五個小時，且要在晚上九點前吃完晚餐。

我們的身體要消化各種

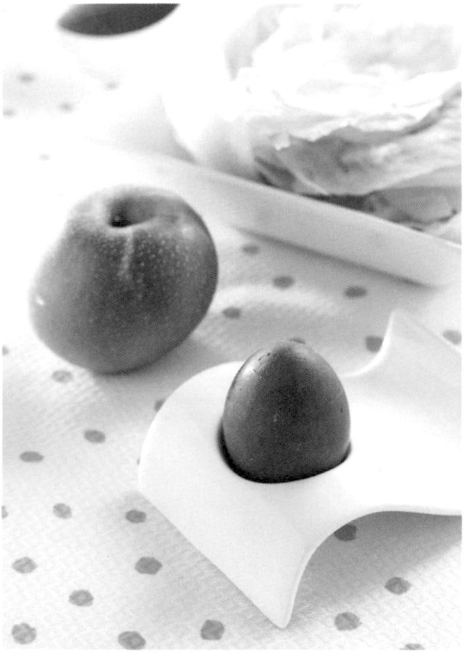

食物有其一定的時間表，例如：水果一般需要三十至六十分鐘才能消化完成，其中香蕉需要的消化時間最長；蔬菜的消化時間是四十五至一百二十分鐘，其中葉菜類比根莖類的消化時間短；但是當食物進入我們的消化道後，要全部消化完畢則需要約十八至二十四個小時，所以如果每天能按照三餐，規則進食，讓食物有足夠的時間消化，並在全部食物消化完畢後及時補充新的能源，讓我們的身體可以及時獲得能量，不讓消化器官空轉，如此，即可讓我們身體一直保持最佳狀態。

聰明吃素，才能吃得健康

如果你吃素，卻選錯食物，結果反而造就了不健康的身體。

不少減重者為了避免攝取過多的油脂，全面捨棄動物性蛋白，選擇素食減重，不過，吃素就一定能讓我們健康嗎？曾有人因吃素而身體虛弱、百病叢生，這是因為吃錯素的食物所導致，並非吃素就沒辦法獲得健康。

十年前，台大公共衛生研究所曾追蹤一萬多名的素食病人的飲食，結果發現吃素十年以上者，罹患肝癌的機率反而比吃葷的人還要高，這項研究結果在一九九一年六月六日的聯合報也有刊登。之後，一九九四年一月十八日聯合

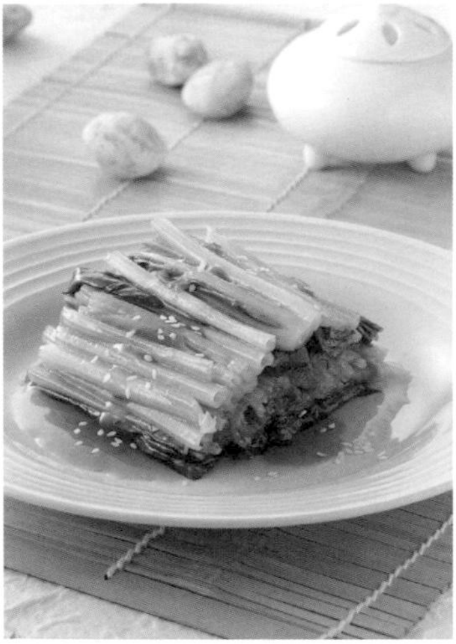

報再度報導一項關於腦瘤的研究，發現素食者罹患腦癌機率偏高。以上兩項研究在當年當然造成不小的震撼，一時之間，討論素食好不好的聲浪也此起彼落。

坊間素食多油，要小心慎選

如果說是吃素害了健康，絕對有失公允，那麼問題究竟何在？如果你以前曾經參觀坊間的素食餐廳就可以了解了。

很多素食餐廳為了增加客人的飽足感，所以常常加了太多油去烹飪，就算是植物油，只要攝取太多仍會囤積在我們的體內；再者考量到成本，業者多半使用大豆沙拉油，非優

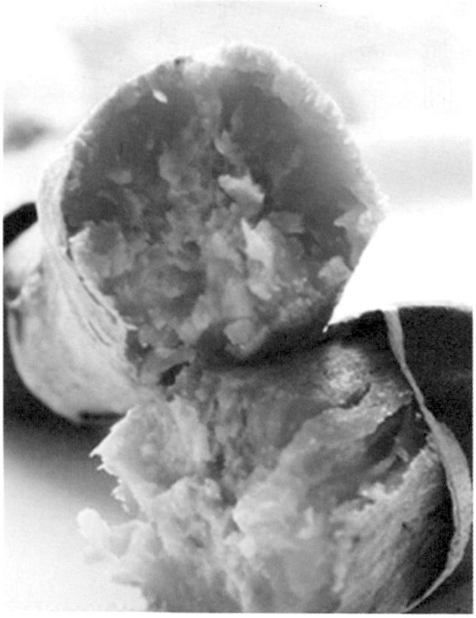

質橄欖油之類。

而且傳統素食裡，油炸的菜色不少，平常食物進入人體之後，會在腸胃裡待上一定的時間蠕動消化，但油炸或炒炸的食物需要更多時間消化，至少需要十個小時以上。要應付傳統素食多油的問題，要多食用低ＧＩ的食物，例如地瓜、山藥等。

另外，也有不少醫學機構就發現素食者的人心血管疾病比率不低，不僅血脂肪、膽固醇增高，甚至連三酸甘油脂也增高，這是因為攝入大量的油脂來不及消除而造成脂肪囤積。

素食者要健康，第一要件是烹飪方式要改以水煮或汆燙、清蒸為主；其次要降低植物性蛋白質的攝取量。

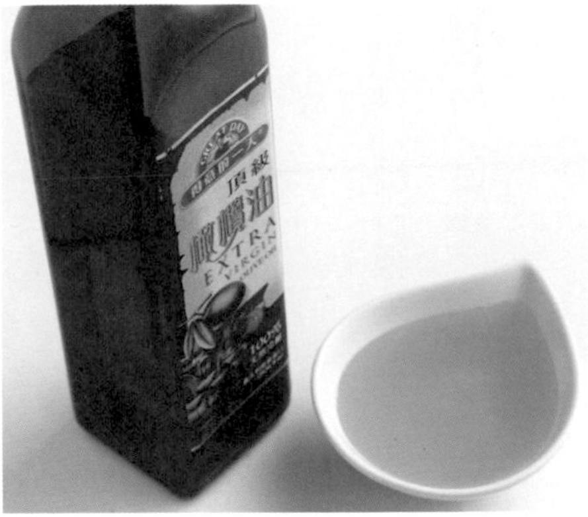

素食者可多食用堅果類

因為素食者不會攝取動物性蛋白，主要是來自於豆類。人體無論是頭髮、肌肉或內臟器官等組織都必須靠蛋白質來修補，蛋白質的基本分子就是胺基酸，人體所需的胺基酸中有八種沒辦法自己製造、必須靠外在食物供給，因此如果蛋白質攝取不足時，身體組織細胞自然無法完善修補；但是蛋白質若攝取過量的話，除了會造成腎臟負擔、尿酸過高，還會讓細胞增生、發生癌症。

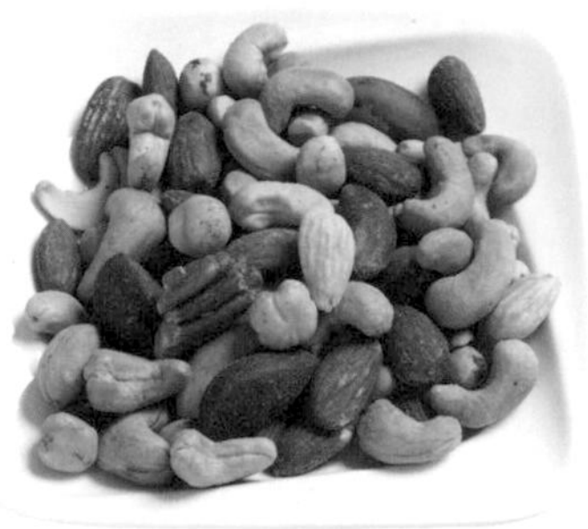

最優質的植物性蛋白質是堅果類。堅果擁有豐富的亞麻油酸，是非飽和脂肪酸，可以抗氧化、降低壞的膽固醇並提高好的膽固醇存量。

那麼如何攝取最恰當適量的蛋白質呢？蛋白質的營養攝取比例應占全部營養素的百分之十至十五。男性每日所需的蛋白質公克數，是體重（公斤）×〇・六。以我為例，我的體重是六十五公斤，每日需要的蛋白質份量是三十九公克。女性每日所需的蛋白質是體重×〇・七至〇・八，如果是老人、小孩或懷孕的婦女的話，則是體重×〇・九。

盡量吃天然的食物，減少攝入人工添加物

素食者的食物種類不若葷食者的豐富，因此在食物選擇上要多多用心。除了選擇優質的植物油外，碳水化合物最好也選擇如糙米、五穀米或十穀米，一般人習慣吃的精緻白米跟麵粉、麵條在製作過程中把營養素幾乎都磨掉了，變成高GI食物，會讓我們的升糖指數提高，升糖指數提高會影響我們的食物代謝功能。

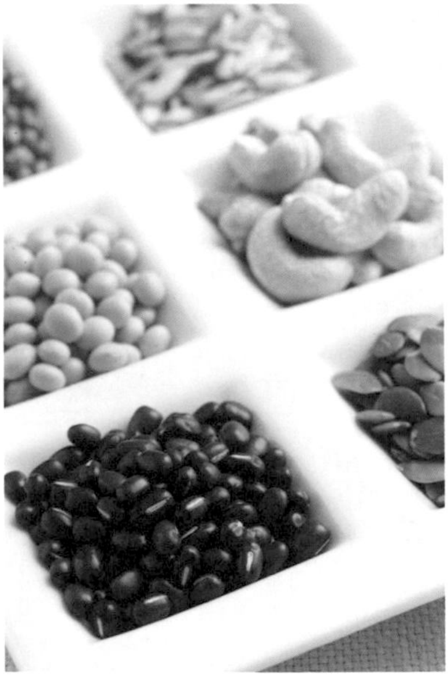

糙米含有豐富的纖維素、維

生素E，可以幫助腸胃蠕動、抗氧化、降膽固醇，若吃不慣糙米，可以與精緻白米混合，比例是糙米二份對精緻白米一份，或加入紅豆、黃豆、薏仁等。

接下來，我們談素食的最後一個問題。為了增加食物的豐富性，市面

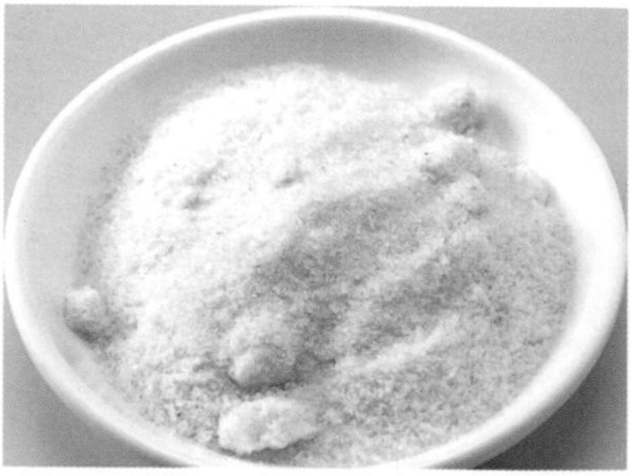

上有很多再加工的食品，這些素食品為了延長保存一定的期限，往往會添加食物添加劑，例如色素或安定劑等；另外，鹽（鈉）與糖的含量也都比較高，不僅影響身體代謝，也加重胰臟負擔、增加血中濃度。

所以吃素，儘量吃素的食物不要吃素的食品，若怕菜色淡而無味，不妨利用海鹽、竹鹽或香菇萃取調味料來調味，避免食入太多食品添加物或防腐劑。

代謝平衡重於斤斤計較卡路里

減重期間，若因擔心卡路里過多而過度節食，是因噎廢食的作法。

怎樣判斷自己究竟屬不屬於胖子一族呢？以下是兩種坊間常用的方法測知體脂肪：第一種是測量身體若干部位的皮下厚度，第二是利用脂肪不導電的原理，以傳入微弱無害的電流藉以測量體脂肪，通常為坊間的健身或瘦身中心所使用。

目前我們熟知的判斷標準就是國際間習用的「身體質量指數」（Body Mass Index，簡稱ＢＭＩ）標準，亦即以體重（公斤）除以身高（公尺）的平方。最有利於健康與壽命的理想值為22，正負百分之十以內都是符合理想的範圍，但如果ＢＭＩ指數大於25，就應該要開始注意是否太胖，而必須開始減肥了。

肥胖真是大家心頭上揮之不去的陰影啊！很多人奉行「少吃多動」為減重圭臬，但反反覆覆、始終瘦不下來，這是因為健康的基礎沒打好，身體自然失衡了。

人體的組成成分包含水分、骨骼組織、脂肪組織與非脂肪組織（瘦肉組織），其組成的分配比例因性別而不同，且隨年齡增長有所差異，體重為何會增加？最主要是因為脂肪組織增加的關係。

減重時，減掉的體重約有百分之七十五是來自脂肪組織，如果把脂肪組織換算成卡路里，一公斤等於七七〇〇卡的熱量，所以至少要減少七七〇〇卡熱量的攝取才能達到減肥一公斤的效果，所以卡路里對減重是重要的因素，但卡路里也是維持身體運作的重要能量，人體沒有卡路里則無法維持身體機能（肌肉）的正常運作，因此卡路里的攝取適當與否，就是重要的課題了。

我們即常因為過度攝取卡路里，卻未完全消化掉而變成脂肪組織，造成肥胖，但若因此而嚴控卡路里量，因噎廢食也不是明智的做法，所以最理想的方式是透過均衡的飲食內容，攝取適當的卡路里。

學習攝取有益的食物，比少吃或不吃更重要

「節食」並不是少吃或不要吃，應該是一個健康的飲食方法，學習如何食用有益於身體的食物，例如：每餐都要從各種食物中選擇一個或兩個種類的食物食用。不需要特別關注食物特有的營養素內容或卡路里量，只要確實遵守此一原則，每餐都選擇一至兩種不同的食物，多樣化攝取，長期以往，即能培養出均衡的飲食生活，達到天天五蔬果的目標。

因為人身體細胞會壞死、組織會再生，皆需能量，攝取足夠而均衡的營養，產生能量，以供日常生活活動。燃燒脂肪與減重是一體的兩面，減重的目的不只是為了瘦身，也是為了讓身體新陳代謝平衡，作為代謝的基礎，增進健康。

Chapter 5

代謝平衡飲食的陷阱

即使天然，也有不能多吃的東西，還是「均衡」最好。

我知道大部分的人都會認同電視廣告說的——「天然ㄟ尚好」，總以為只要是天然的，就算吃再多都沒關係。如果你也這麼想，可就大錯特錯了，即使天然，也有不能多吃的東西，還是「均衡」最好。

陷阱1 花生是植物性蛋白質，吃多了也沒關係吧？

錯！花生雖然可口且營養豐富、價格便宜，但可不是人人都能吃，或高興怎麼吃就怎麼吃，舉凡痛風、高尿酸症、切除膽囊、糖尿病、胃潰瘍、慢性腸胃炎、腹瀉或消

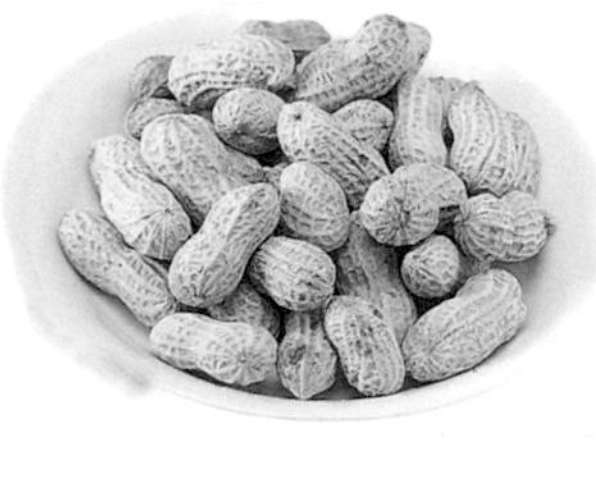

化不良的人都不適合多吃。花生熱量比較高，而且不易保存，保存過程中如果受潮，容易產生黃麴毒素，對肝臟有毒害。所以減重中的人也不宜多吃。進行均衡飲食生活管理時，如果實在忍不住想吃，我建議在餐中尚未吃水果前可吃一些，口慾滿足就好，畢竟滿足感也是很重要的，適度的滿足也能有效幫助均衡飲食的管理。

陷阱② 番茄很營養，可常拿來當水果生吃？

番茄究竟是蔬菜還是水果？相信很多人都有這樣的迷惑。番茄富含維生素與少量礦物質，既能入菜又能生食，兩者皆宜，是不可多得的全方位食物。不過，番茄中的茄紅素必須經過加熱的過程才能有效釋放，此外，番茄屬性也較生冷，習慣性腹瀉或胃腸較弱的人，生食的話要注意，不要過量。

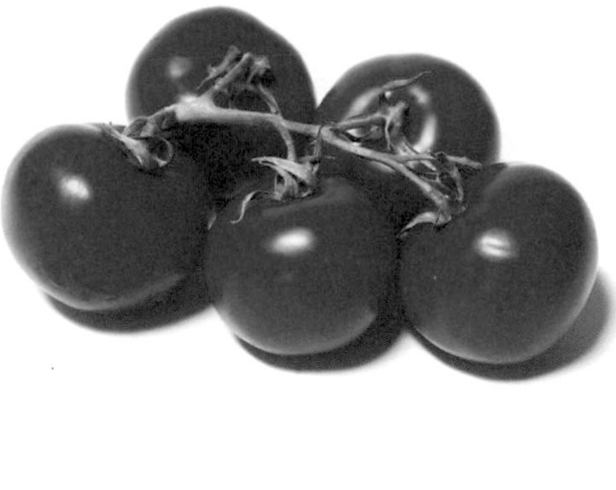

陷阱3 地瓜是低GI食物，多多益善？

雖然地瓜的GI值比馬鈴薯低，對消化也很好，但也不適合吃太多，因為地瓜裡有種特殊的氣化物質，會在腸道產生二氧化碳氣體，吃多了會不易消化、代謝變緩慢。

另外，地瓜中的澱粉細胞膜如果沒有經過高溫破壞，就會很難消化，所以地瓜一定要熟透了才能吃。

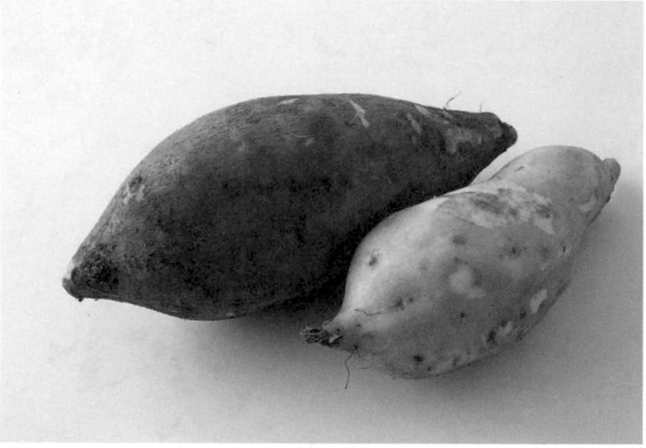

陷阱4 沒有鱗的魚比較方便處理，以後都吃無鱗魚好了？

有痛風困擾的人千萬不要吃無鱗的魚類，例如白帶魚等，因為這種魚，普林含量普遍都很高，每一百公克的白帶魚，其魚皮普林含量就高達三千五百毫克。

陷阱5 沒時間煮飯了，還好可在超市裡買，裡面有好多方便料理？

我知道很多人因為工作、生活忙碌，便常以方便料理的「食品」果腹，也許是麵包、也許是泡麵、也許是微波食物……，這些東西雖然方便，但你知道你的每一口吃下了多少膨鬆劑、乳化劑、甘味劑、色素等人工添加物嗎？每吃下一口，你就離健康更遠。

我們要吃「食物」，不要吃「食品」，天然未經加工的食材是食物，經過加工的食材是食品。食品要好吃，常常會添加各式各樣的添加物，例如膨鬆劑、人工甘味劑、色素或合成香料等，這些東西對人體難免會有負擔或不容易代謝，吃多了，對健康總是較不理想，所以建議多吃食物少吃食品。

陷阱6 反式脂肪標示是「0」，所以多吃也沒問題？

我們食用的反式脂肪就是經過氫化的植物油，氫化的目的就是要固體化。反式脂肪在使用上非常便利、容易保存且便宜、耐高溫、可重複用來油炸，且讓食品有更長的保存時間、不容易腐壞、口感更好，所以很多食品製造商、餐館或快餐店都會使用。

雖然現在政府規定凡食品都要清楚標示成分，但事實上，衛福部頒布的法令規定一百公克或一百毫升的食品中，反式脂肪含量在〇．三公克以下，可以標示為0，所以你知道自己究竟吃下多少反式脂肪嗎？

凡是油炸的食品，如炸雞、炸甜甜圈等，或餅乾、麵包類等需烘培的食品、人造奶油（如乳瑪林）、起司等，通常不需要冷藏的食品都可能含有反式脂肪。反式脂肪會增加LDL（壞膽固醇）、降低HDL（好膽固醇），引發心臟病、中風的機率非常高。但天然的食物也可能有反式脂肪，如乳製品或肉類製品，但這些自然產生的反式脂肪對健康的影響，目前尚不甚很清楚，有待進一步研究，但可以確定的是反式脂肪對身體會造成負面影響，但究竟吃下多少量就會對身體造成傷害？我們的身體每一天能夠容忍多少的反式脂肪攝取量？

依照美國心臟病協會建議，我們每可攝取的反式脂肪量最好不要超過每天食物熱量的百分之一，也就是說，若每天需要二千卡路里的熱量，一日內反式脂肪的量不能超過二十卡路里。為了避免攝取過多的反式脂肪，首先在購買食品時，要自發地注意成分及營養標示，其次是盡可能選用單元不飽和脂肪酸或多重不飽和脂肪酸的食物，例如乳製品或牛肉、羊肉等。

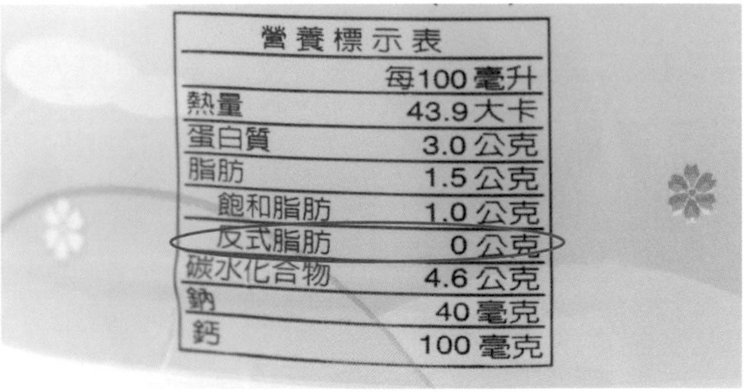

營養標示表	
	每100毫升
熱量	43.9大卡
蛋白質	3.0公克
脂肪	1.5公克
飽和脂肪	1.0公克
反式脂肪	0公克
碳水化合物	4.6公克
鈉	40毫克
鈣	100毫克

陷阱7 飯後散散步，可以幫助消化？

很多人都喜歡在飯後出門散散步，認為動一動有助於食物消化，避免脂肪囤積。這是錯誤的，因為吃完飯後，我們的消化系統需要大量的血液來幫助消化食物，如果馬上運動或散步的話，血液會往四肢流去，反而減少腸胃血液的供給，影響食物的消化代謝，甚至可能因此而造成胃下垂，所以建議飯後最好休息三十分鐘再運動較理想。

同樣的，不管是看書、工作或洗澡，都會讓該去腸胃器官幫助食物消化的血液跑錯地方，影響消化系統運作，所以飯後安靜坐著休息最好。

PART 4

我的代謝平衡生活

提供我的每日作息、一週食譜給大家參考，
只要掌握正確的原則，
你也可以發展出最適合自己的代謝平衡生活模式。

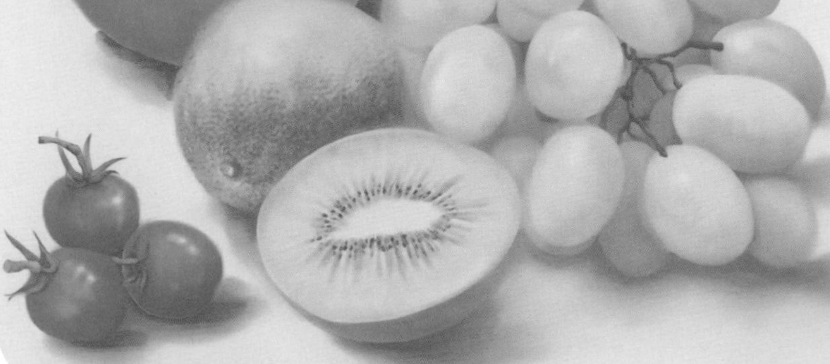

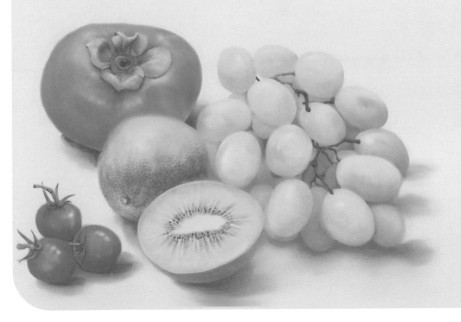

Chapter 1

外食族也能「享瘦」的均衡飲食生活

只要掌握訣竅，外食一樣能吃得很健康！

開始過均衡飲食生活後，就對自己動手做菜漸漸產生興趣，現在我幾乎每天自己做早餐、帶午餐便當、回家吃愛心晚餐，可是偶爾仍難免必須外食，當我不得不吃外食時，我會用「35921」的口訣時時提醒自己注意，且維持三餐均衡、份量一致、不偏食。

3 牢記「35921」口訣

一天只吃三餐，拒絕三餐以外的零食誘惑。開口先吃蛋白質，然後吃蔬菜，吃的時候要慢慢咬，最後吃下水果，剛好八分飽。

餐與餐之間一定間隔五小時。

1295

拒絕宵夜誘惑，晚上九點前一定吃完晚餐。

每天最少喝二千毫升含礦物質鉀鈣鎂鈉的水。

每天早餐一顆低ＧＩ水果，如蘋果或芭樂。

此外，面對琳瑯滿目的外食選擇，我又是如何貫徹均衡飲食之道呢？我們都知道公司機關行號附近，最常見的飲食店不外乎自助餐店、便當店、麵店、便利商店等，究竟要如何選擇才能在飽餐一頓之餘，也做好均衡飲食的管理？我的原則就是「自助第一、便利第二」。有自助餐店一定選擇自助餐，尤其是素食自助餐；沒有自助餐就選便利商店；第三選擇才是麵店，但絕對謝絕速食店。

選菜訣竅掌握好，助你瘦身事半功倍

其次，是選菜的訣竅。

請記得，不管是哪種飲食店，蛋白質、蔬菜、水果缺一不可，植物性蛋白質勝過動物性蛋白，根莖、葉菜最好皆齊全，選擇優質澱粉，餐後不忘水果。

◎自助餐

如果在素食自助餐，請鎖定五穀糙米、地瓜，不忘根莖、葉菜與菇類、豆腐，我會選擇豆腐或菇類當作優質蛋白質來源，一份葉菜、一份根莖菜作為碳水化合物來源，並選擇五穀糙米或地瓜作為澱粉之醣類來源，最後加上一份水果。

◎便利商店

如果在便利商店，可參考食物卡路里健康選餐，我會選擇水煮蛋或關東煮之豆腐作為蛋白質來源，一盒生菜沙拉加和風醬作為碳水化合物之來源，另再加上一盒水果。

◎麵店

如果在麵店，吃麵不喝湯、調味務求簡單。蛋白質方面，我會選擇屬於植物性蛋白質的豆腐或菇類，或是屬於動物性蛋白質的蛋或雞肉，加上一盤燙青菜及乾麵為碳水化合物的來源，乾麵屬於高GI值食物，但偶爾為之無妨；如果有義大利麵的話，選義大利麵較好。

無論怎麼吃，每餐蛋白質與脂肪所占的比例不要超過百分之四十，至於碳水化合物，也就是蔬菜水果及澱粉類可以占百分之六十。過與不及都不好，適量最理想。

不過，外食機會多，難免讓人擔心油脂攝取可能過量，**所以我都會先喝足六百毫升的開水後才外出用餐，並隨身準備多重酵素，在餐後三十分鐘內使用，幫助食物消化代謝更加順利。**

規律的生活：我的一天生活作息分享

06:00	醒來，先靜躺一會兒，不急著馬上下床
06:00-06:10	先來個腹式呼吸，再來踢踢腿， 最後輕輕捶捶胸
06:10-06:15	先喝 10c.c. 苦茶油
06:15-06:25	盥洗
06:25-06:55	出門快跑、慢走，先跑 100 公尺， 再快走 100 公尺，兩種方式反覆做
06:55-07:00	喝下 600c.c. 的 30℃溫開水
07:00-07:15	做早餐
07:15-07:30	上洗手間
07:30-07:50	吃早餐
07:50-08:10	出門上班
08:10-12:30	展開上午的工作
12:30-13:00	午餐時間
13:00-18:00	繼續下午的工作
18:00-18:20	下班
18:30-19:00	晚餐時間
19:00-22:00	家人連絡感情時間，看書
22:10-22:20	睡前按摩大腸和腹部
22:20	就寢（迷你冬眠，食物消化代謝之旅）

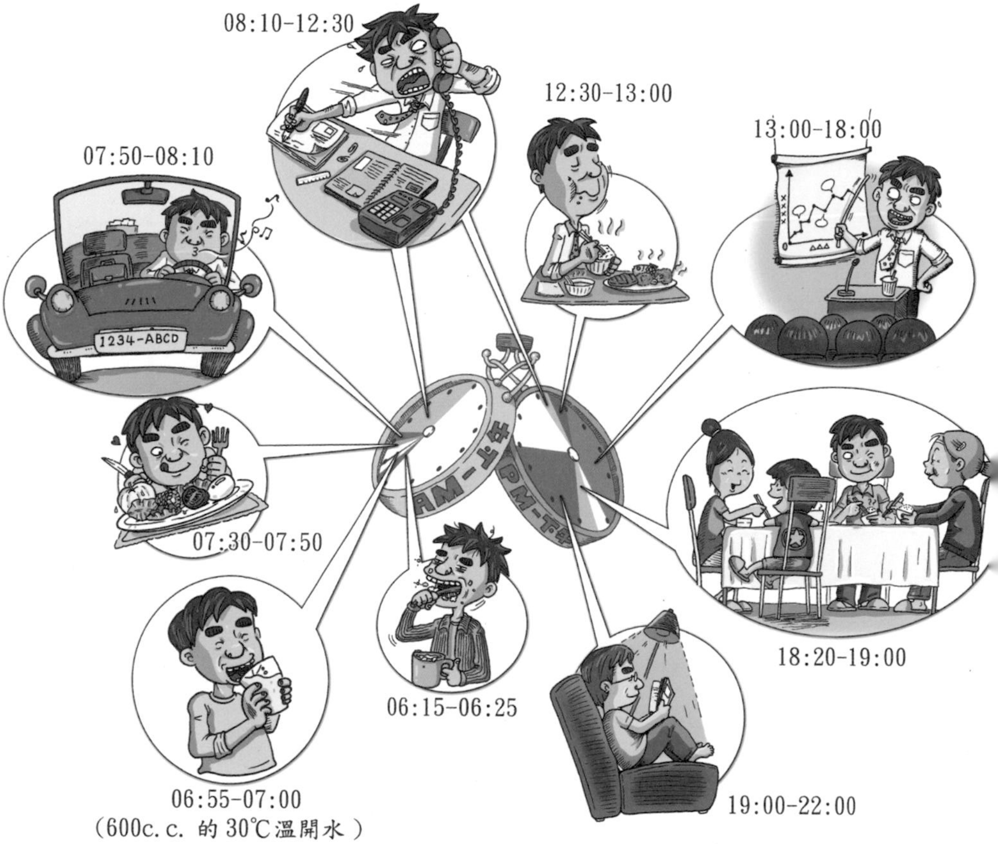
08:10-12:30
12:30-13:00
13:00-18:00
07:50-08:10
1234-ABCD
07:30-07:50
18:20-19:00
06:15-06:25
06:55-07:00
(600c.c. 的 30℃溫開水)
19:00-22:00

均衡的飲食：我的一週食譜分享

以下提供我的一星期飲食範例供大家參考，別忘記，一定要先吃蛋白質，之後才吃蔬菜和水果，而且盡量讓飲食內容多樣化，才能達到均衡飲食的目標喔！

星期一	蛋白質	蔬菜&飯	水果
早餐	西班牙蛋	蒜炒青江菜	蘋果一顆
午餐	番茄鮭魚	水炒龍鬚菜、五穀飯	水果一份
晚餐	豆腐蔬菜湯	水炒大白菜	水果一份
星期二	蛋白質	蔬菜&飯	水果
早餐	水煮竹筍	蒜香蘆筍	蘋果一顆
午餐	蔬菜拌冬粉	水煮秋葵、五穀飯	水果一份
晚餐	咖哩豆腐	水炒蘆筍	水果一份
星期三	蛋白質	蔬菜&飯	水果
早餐	西芹蝦	蒜香芥菜	蘋果一顆

午餐	白豆蔬菜湯	水炒西洋芹、五穀飯	水果一份
晚餐	咖哩雞胸湯	枸杞蒸南瓜	水果一份
星期四	蛋白質	蔬菜&飯	水果
早餐	水煮蛋	水炒莧菜	蘋果一顆
午餐	迷迭香鮭魚	水炒青花菜、五穀飯	水果一份
晚餐	水炒杏鮑菇	法式南瓜湯	水果一份
星期五	蛋白質	蔬菜&飯	水果
早餐	雙椒花枝	雙色蘿蔔湯	蘋果一顆
午餐	迷迭香鮭魚	蒜炒高麗菜、五穀飯	水果一份
晚餐	鹽烤香菇	雙椒蘆筍	水果一份
星期六	蛋白質	蔬菜&飯	水果
早餐	紅燒豆腐	蒜茸芥蘭	蘋果一顆
午餐	紅棗紅豆	蒜炒空心菜、五穀飯	水果一份
晚餐	洋蔥鮭魚	蒜炒高麗菜	水果一份
星期日	蛋白質	蔬菜&飯	水果
早餐	風味杏鮑菇	水炒芥蘭	蘋果一顆
午餐	南瓜冬粉	水炒青江菜、五穀飯	水果一份
晚餐	九層塔雞胸	水炒水蓮菜	水果一份

Chapter 4

多種類食材：建議攝取的蛋白質及蔬菜種類表

以下的蛋白質食物和蔬菜，是我在進行均衡飲食時常吃的種類，在此提供出來供大家參考。

動物性蛋白質

- 蛋（水煮蛋、滷蛋）
- 雞肉（以雞胸肉為優先選擇）
- 鴨肉
- 鵝肉
- 羊肉
- 牛肉
- 花枝

植物性蛋白質

- 紅豆
- 白豆
- 黃豆
- 黑豆
- 豆腐（黃、黑）
- 豆漿（黃、黑）
- 冬粉
- 香菇（乾、濕）

蔬菜

- 四季豆
- 龍鬚菜
- 芥蘭
- 菠菜
- 莧菜
- 高麗菜
- 大白菜
- 空心菜

蝦子
各式魚類

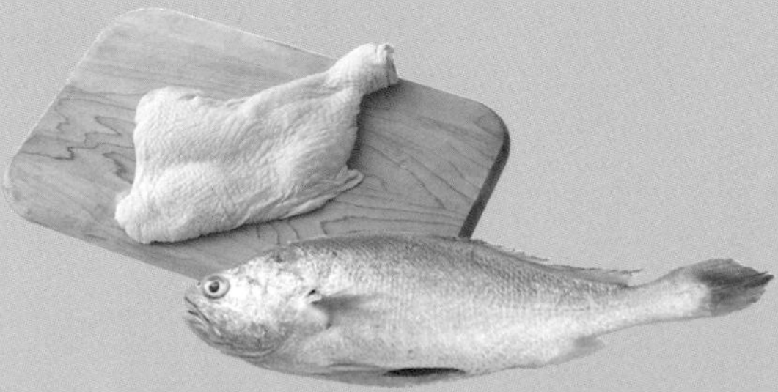

杏鮑菇
其他各種菇類（不含草菇）
苜蓿芽
豆芽菜
各種堅果
優酪乳
牛奶

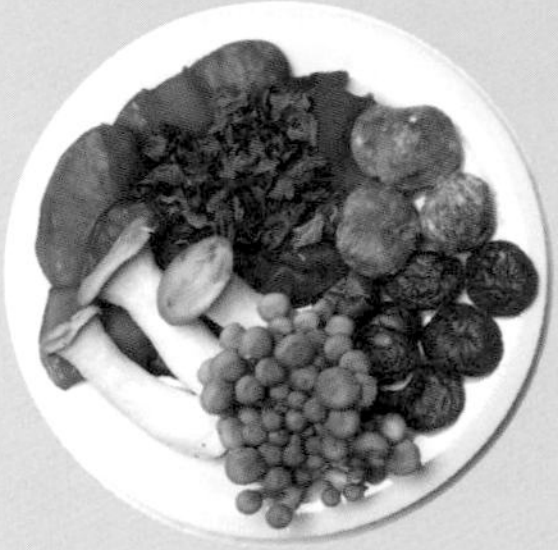

水蓮菜
蘆筍
芹菜
西洋芹
青江菜
南瓜
花椰菜
青花菜
甜椒
秋葵
大黃瓜
蘿蔔（紅、白）
馬鈴薯
蒟蒻

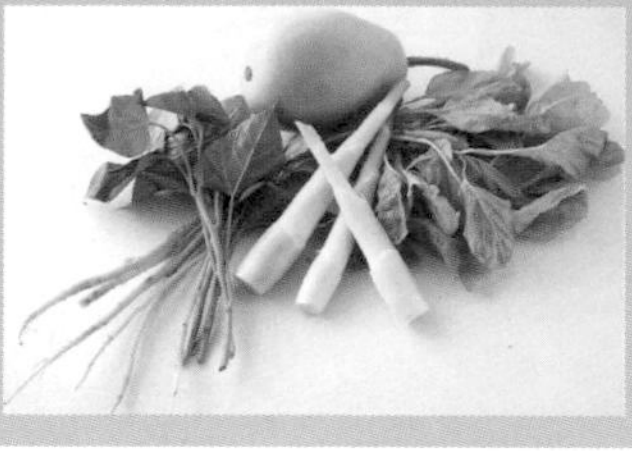

實踐書中吻合個人化預防醫學趨勢的觀念

從事營養教育工作近三十年來，體察台灣的健康轉變軌跡，清楚可見民眾從營養缺乏轉入慢性疾病狀態；短期和表面沒有即時的病痛，卻不保證日日享受健康，反而是經常累積身體的危害。令我憂心的是，空有健康警訊和預防觀念，但是環境與生活中卻無對應的預防保健措施和行為。大家可能都明白健康的真義：健康不僅是身體沒有疾病，乃是身心全面的最佳狀態和表現，其中涵蓋最佳的生理機能和活力。健康是最寶貴的財富，卻很難完全委託他人代管，個人有不可推諉的責任，但是認真對待自己健康的人卻很少。

古人說：「民以食為天」、「吃飯皇帝大」，都有新意義。就個人而言，飲食是健康的基礎，不僅為了充飢果腹；且現代的醫學保健研究不斷指出，優質飲食是預防疾病和促進健康的必要元素，不能用醫藥或機能食品來取代。對國家而言，國際經濟合作暨發展組織（OECD）在今年六月發佈健康醫療支出統計指出，已開發國家經濟成長率一年增加不到百分之三，但是醫療支出增加速率是百分之三．五。根據世界衛生組織（WHO）的評估，地球村的健康問題嚴重，每年慢性疾病占總死亡率的百分之六十三，最嚴重的四大病症是心血管疾病、癌症、肺呼吸道疾病與糖尿病，每五人中，三人因此而死。有鑑於不健康將阻礙全球的發展，WHO於二〇〇四年先發佈預防慢性病的全球飲食活動健康戰略，二〇〇八年宣布五年的行動計畫，呼籲所有會員國嚴陣以待，以戰略行動來預防慢性疾病。國家要維持競爭力的成長，必須先有健康的人民和世代，這是孫子兵法「大軍未發，糧秣先行」的新意。

洪主任的書是均衡飲食靈活應用的實踐版，可做為飲食指南指標與民眾的最佳橋樑。衛生署於民國百年發布新版飲食指南和飲食指標，提供健康飲食的原理和原則供國人參考應用，其資訊有正確可信的學理，但是民眾要轉化成個人的生活應用，並不容易。坊間不乏體重控制的飲食書籍，主要是營養學者和專家營養師提供的指導原則與範例，但仍然有無從下手的困境。洪主任能將專家說法消化理解驗證後，以貼近生活的方式解說，消除了制式衛教的隔閡。

書中有幾個非常先進的觀念和重點，完全吻合個人化的預防醫學趨勢：

一、**飲食營養是個人化且動態的平衡**：身體機能精密，與環境不斷的互動，因此必須經由體驗、試驗、調整，不厭其煩地找出適合自己體質的飲食，不全然依賴定型的食譜或菜單，也不盡然嚴格辛苦。留意就可以適意，行動就有效果。

二、**留心認識並調整常用食物**：多食用優質蔬菜、水果、全穀類和根莖類，以堅果取代油脂，節制蛋白質類。食物不是身外之物，醫學研究證實從受孕開始，食物會在基因留下痕跡，影響一生的健康狀態，而且代代相傳。吃是生物本能，營養則須學習而得；因此不可盲從商業宣傳，應該每日花一點時間了解自己所吃為何。

三、**了解身體機能，才能發揮食物的效力**：糧食是寶貴的資源，因此身體發展出精密的消化與吸收機制，以確保生命。不同的書中建議食物的食用順序不同，對平日習慣食量大的人，先食用蔬果可以維持食量但稀釋熱量。食量已有控制的人，先食用蛋白質食物，可以將飽足訊號以荷爾蒙的方式傳到腦部，使食量的控制更為精準。不同的策略不是對錯優劣之分，乃是因應個人體質而循序漸進。規律的飲食習慣才能讓消化系統有更精準的反應。

四．健康管理需要飲食紀錄：健康即財富，理財不能沒有記錄。記錄是留意吃什麼與吃多少，可用的工具很多，可以簡單地寫入行事曆中，更可以用手機留存每餐的照片。紀錄可以循序漸近，不要心急。份量的估計先從簡單約略的下手，然後進階，常用就會熟練而生巧了。依照洪主任的經驗，天天利用，大約兩個月就可以掌握十之八九了。

洪主任的全書中充滿活力、喜悅和熱誠，令人感染到均衡飲食的動力與幸福。衷心祝福讀者也可以踏上一趟均衡之旅，體驗、接受、習慣、終而樂在其中，一掃疾病的陰霾。

（本文作者為臺灣大學生化科技學系營養學教授、生物技術研究中心副主任）

課程一

三步驟養成易瘦體質

易瘦體質是指基礎代謝率高、熱量消耗快、腸胃道蠕動速度快、食物消化分解後熱量利用多的不易發胖、較耗能的體質。那麼，如何才能養成這種人人稱羨的易瘦體質呢？

怎樣才算易瘦體質？

判斷一個人是否肥胖，甚至是否需要進一步做肥胖治療的重要依據就是腰圍及ＢＭＩ值。

腰圍可以反應腹部脂肪囤積的程度，是腹部肥胖與否、內臟脂肪多寡的判斷標準。腹部脂肪的囤積與一系列身體代謝異常的疾病有關，也是診斷代謝異常症候群的標準之一，脂肪越多就越可能罹患代謝症候群。

統計上，腰圍也與內臟脂肪有關，粗廣的腰圍表示脂肪多囤積在腹部，腰圍越大，內臟脂肪越多，國際糖尿病聯盟認為男性腰圍不應該超過九十四公分、女性腰圍不應該超過八十公分，一旦超過這個標準，即會顯著增加罹患糖尿病的危險。

至於透過身高及體重換算得到的BMI值則是判斷體重是否超重的依據。不同的人按照自己身體的BMI值而有不同的總熱量需求（其中包含基礎代謝所需的熱量）。不過為了健康著想，世界衛生組織主張BMI超過二十五的人應該注意，積極減重！

所以，判斷易瘦體質要看腰圍及BMI，世界衛生組織建議BMI（身體質量指數）來衡量肥胖程度，其計算是以體重（公斤）除以身高（公分）的平方，所得到的數值大於24就表示太重；另外，男性腰圍若大於九十公分、女性若大於八十公分也都表示體重過重。

易瘦體質養成第一步：飲食均衡

許多人減重的第一步是「節食」，以為少吃或不吃就能瘦，事實上在節

食前期，肝醣就會開始分解，可能導致身體脫水，進而造成體重減輕的假象，事實上只要多喝兩口水，體重便又回來了。**節食中期**，肌肉分解，減掉了能使脂肪燃燒的肌肉、水分、內臟組織等，反而造成基礎代謝率下降。**節食後期**，脂肪分解、體重下降緩慢，這時，減重者以為脂肪已經順利減除而開始進食，卻反而造成脂肪堆積，如果飲食均衡並固定從事有氧快走及腹部運動，就不用擔心會再復胖；尤其有的人只吃單一種食物來減重，導致身體熱量不足、水分和肌肉減少、新陳代謝能力退化、基礎代謝率下降，之後若恢復正常飲食，脂肪堆積的速度反而更快。

食物是減重的大敵，吃太多，熱量、營養過剩，多餘的熱量會轉成脂肪，而多到代

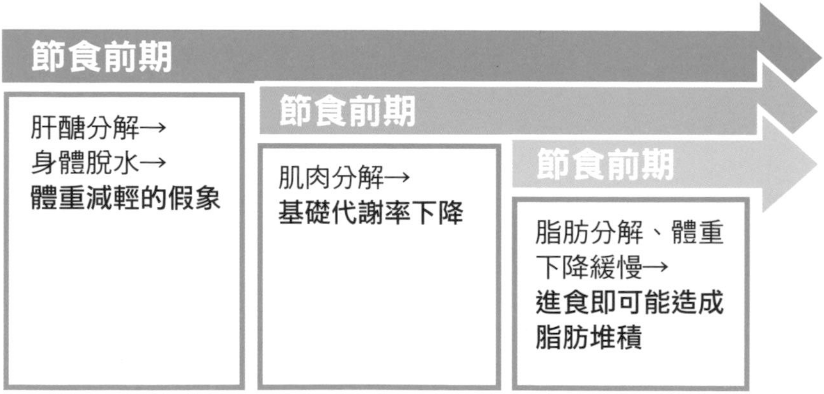

謝不掉的營養則累積成為內臟脂肪。身體能量若要正常代謝，醣類、蛋白質、脂肪、維生素、礦物質、水分等營養素缺一不可，少了任何一種，都會對身體機能造成影響，導致代謝能力變差，**不均衡的飲食對養成易瘦體質有害無益。**

所謂「均衡的飲食」也就是**均衡地攝取各類食物，並讓吃下的任何食物都能被完整地消化、吸收、作用，幫助身體發揮最大的效益，維持新陳代謝的穩定，以及有效排除多餘的脂肪。**

均衡飲食能促進人體內瘦體素分泌和提高其敏感度，有效控制食慾、調節熱量、抑制脂肪合成。所以說，均衡飲食是養成易瘦體質的第一步。

均衡飲食的小技巧

（均衡飲食建議請詳見本書第一六〇至一六五頁）

- 均衡攝取六大類（蛋白質、脂肪、醣類、維生素、礦物質、水）食物。
- 不偏食。
- 不暴飲暴食。
- 食物種類常更換，增加食物的多樣化。
- 多吃當季本地的新鮮食材。
- 一日攝取最多三調羹的油脂。
- 盡量減少使用動物油脂。
- 餐餐多吃有機蔬菜。

易瘦體質養成第二步：擇優吃澱粉

澱粉類的食物很好吃，但熱量也往往很驚人，尤其是精緻澱粉類的食物，如白米飯、饅頭、吐司等，多吃可能造成肥胖而不容易變瘦。

但屬於醣類的澱粉同時也是身體熱量的主要來源及脂肪燃燒的必要成分。澱粉攝取量不足，身體熱量不夠，脂肪燃燒不完全，連帶影響人體的基礎代謝率，導致血糖降低，妨礙體內能量正常轉化，使得人體產生的能量不足，而開始消耗脂肪，肌肉因為被用來製造血糖而減少，加重代謝功能的退化，更難養成易瘦體質。

因此，要養成易瘦體質的第二步就是**拒絕精緻澱粉，多吃優質澱粉，如飽含抗性澱粉的根莖類食物，如山藥、地瓜等，以及飽含維生素、膳食纖維的全穀類，如糙米等**，能量充足了，基礎代謝率增強，易瘦體質也就不遠了。

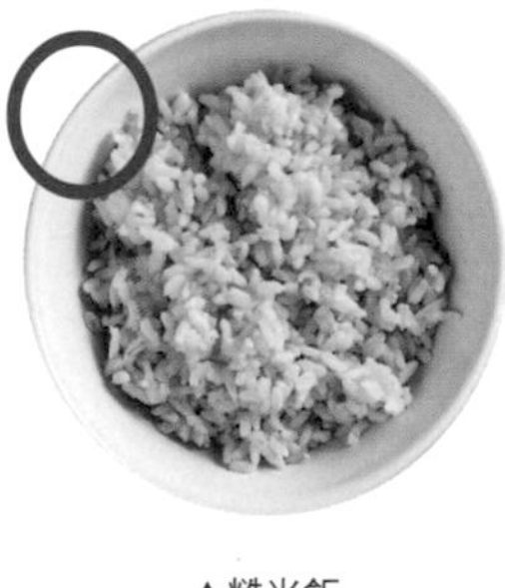

▲糙米飯

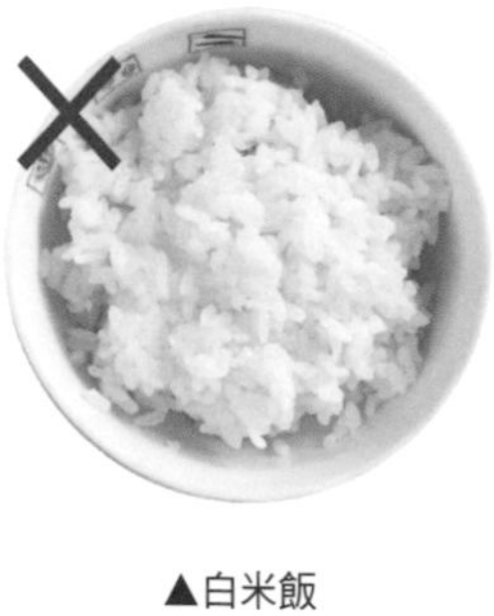

▲白米飯

易瘦體質養成第三步：有氧運動及喝足水

易瘦體質的形成，代謝是重點，而從事有氧運動、喝足夠的水都有助於增強代謝能力。

脂肪分解需要氧氣，呼吸快一點但不會喘不過氣的有氧運動（心跳必須達到（二二〇減年齡）乘以〇．六五或〇．七次），在進行的當下、結束後的一段時間都可以燃燒體內脂肪，也可以增加好膽固醇，還會因為增加肌肉組織的量，而提升基礎代謝的比率。

最簡單的有氧運動是快走，只要快走四十分鐘就可以消耗四百至五百卡路里，以我自己為例，每天都會快走（有氧運動建議請詳見本書第八十至八十一頁）。

人體內的養分運送、廢物代謝也都需要水，水也是脂肪燃燒不可或缺的要素，而且喝水可以抑制食慾、讓身體產生飽足感。此外目前已經有相關的研究，顯示若水分攝取不足，會讓脂肪堆積得更多，反之水分攝取量增加，便有助於減少脂肪堆積，這是因為體內水分不足的時候，腎臟就無法發揮功能，肝臟就要負擔腎臟的工作，這會造成肝功能減損，能代謝的脂肪越來越少。因此，喝足夠的水可以幫忙減肥，對人體代謝有莫大的幫助。根據我的經驗，**一日飲水量若能控制在兩千至三千毫升之間是最理想不過，足可供應身體一天裡的腸胃或是腎臟代謝所需。**（飲水建議請詳見本書第一〇八至一一三頁）

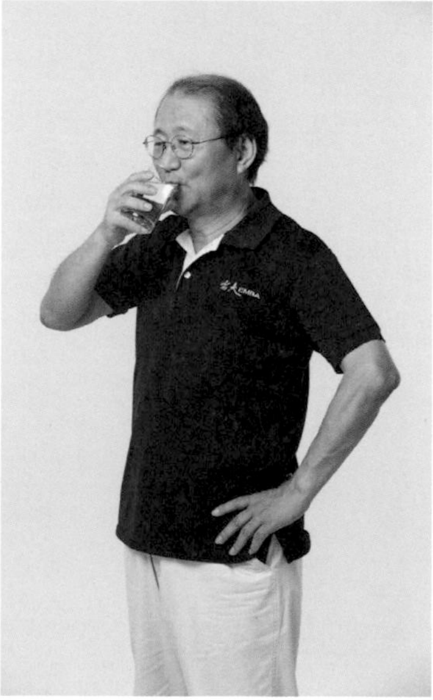

▲每天喝足夠的水有助於養成易瘦體質。

想要養成易瘦體質，就要隨時注意自己的腰圍與ＢＭＩ值，並透過適當攝取均衡飲食、優質澱粉，及保持良好的有氧運動習慣來維持或提升自己的基礎代謝率，此外還要適量地喝水讓肝臟維持良好的代謝功能，以幫助身體有效地代謝脂肪。

課程二

吃飽，才有力氣減重

減重的話題一直不斷地被提起，在各種減重話題中，「飽足感」經常出現，感覺上減重者好像總是在餓肚子，但老是餓著肚子真的能減重成功嗎？如果餐餐都能吃飽是不是能讓減重者更有動力與信心呢？

吃飽決定減重成敗

能不能吃飽、有無飽足感是關係減重成敗的重要關鍵！許多人減重功敗垂成就是因為捱不住飢餓，誰說餓肚子才能瘦，吃飽了才有減重的力氣，減重才會成功！

當我們進食而造成脂肪量增加時，脂肪細胞會釋放出瘦體素來通知大腦、刺激大腦中的飽食中樞，產生抑制食慾、降低進食慾望的感覺，這就是所謂的「飽足感」；也可以說，飽足感是瘦體素透過下視丘啟動，而令人飢餓感減少的感覺，是一種會持續一陣子的感覺。

這種感覺在身體燃燒脂肪，脂肪減少的情況下，如運動後會減少，因為體內瘦體素濃度降低，大腦接受了飢餓的通知。簡單來說，飽足感就是吃很多或吃完食物後，產生的心滿意足感，持續時間越久，便越不會一直想吃東西，減重期間有助於減少進食的份量。

膳食纖維能提供身體滿滿的飽足感

減重技巧分享

早餐吃適量高纖碳水化合物，如全麥麵包、五穀米、糙米、新鮮的低GI蔬果，如蘋果、芭樂、奇異果、高麗菜、白蘿蔔、竹筍、青椒等。

屬於長鏈碳水化合物的膳食纖維是一種低GI值的碳水化合物，消化耗時，並可以在胃裡停留長達四到五個小時，也不會讓胰臟分泌很多胰島素，所以可以長時間維持飽足感，不會一下子就讓你因覺得肚子餓而嘴饞。

而且膳食纖維含量高的食物需要較長的咀嚼時間，不會咬兩下就吞下肚，身體擁有足夠的時間來向大腦傳遞「吃飽了」的訊息，容易產生飽足感，減少進食量。此外，膳食纖維還會吸收流經胃裡的水分，讓胃裡的食物糰膨脹、體積變大，可以留住九成的水分，能讓腸子裡的毒素、脂肪隨著腸子蠕動而排出體外，增加減重的效果。

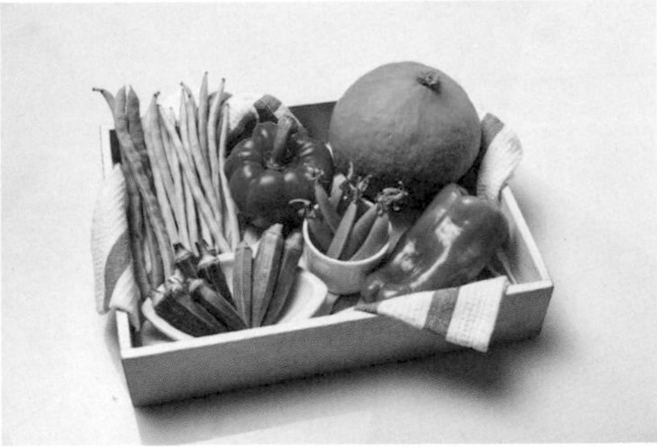
▲多攝取富含纖維質的新鮮蔬菜可以提供身體滿滿的飽足感和吸收水分。

蛋白質、脂肪是啟動減重的開關

減重技巧分享

每日攝取占四分之一總熱量的蛋白質，如瘦肉、豆類等，但早餐以植物性蛋白食物為主；多食用堅果類及富含 Omega-3 脂肪酸的深海魚類。

蛋白質屬於低GI（低升糖指數）食物，消化的時間約需四到五個小時，不會造成人體內胰島素大量分泌、血糖快速上升，有助於血糖的穩定。攝取一定份量的蛋白質能夠維持長時間的飽足感，不會使糖分變成脂肪儲存，而會使人體代謝進入脂肪燃燒的狀態，比較有減重效果。如果攝取蛋白質不足，那麼身體會因為水腫而肥胖、體重變重，反而對減重不利。但吃太多，不僅對健康不利，對腎臟也是有影響的，人體一天所需熱量的百分之二十五是蛋白質，請以這個量為攝取限制，亦即體重乘以〇・八至一・二（須視年齡、身體狀況而定）。

胰島素本身就是一種蛋白質激素，食物中的蛋白質可以幫助啟動人體內分解蛋白質的消化酵素，一旦啟動，胰臟就會開始製造高血糖素，抑制胰島素分泌，且容易產生飽足感，有利於減重。所以，只要蛋白質攝取足夠，就不用擔心自己會整天想吃。

除了胰島素外，人體內還有瘦體素，又稱瘦體蛋白，主要成分也是蛋白質。瘦體素是食慾（吃的慾望）的關鍵，人體內瘦體素濃度高時，吃的慾望就會降低，濃度低時自然就會想要多吃。

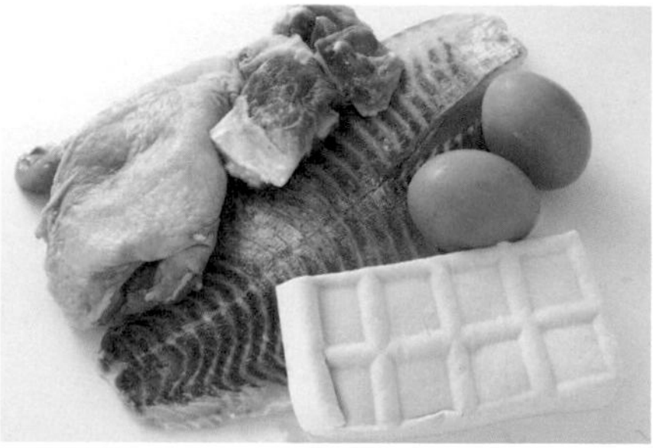

▲攝取足夠的蛋白質可維持長時間的飽足感，有助於減重。

相對於攝取適當的蛋白質是減重關鍵，脂肪也是關鍵之一，不同的是，**脂肪**是我們身上肥肉的主要來源，之所以變胖、變重都是因為脂肪的囤積。更重要的，脂肪還會影響人體內瘦體素的濃度，進而影響飽足感乃至於食慾。

一公克脂肪有九大卡的熱量，不應過多攝取，但也不能不攝取，會影響脂溶性維生素A、D、E、K等的吸收，造成年輕女孩經期不順等情形。

優質澱粉才能帶領你上減重天堂

減重技巧分享

澱粉攝取量減半，主食以山藥、地瓜、糙米、紅豆、綠豆（黃豆除外）、全麥麵等優質澱粉、粗食等低GI食物取代精緻米、麵、麵包等。

澱粉可提供人體活動所需的熱量、幫助提高代謝率的維生素B群，以及飽足感與維持血糖平衡。但攝取過多的澱粉，多餘的部分會轉變成脂肪被身體儲存起來。減重一定要避開精製澱粉改吃抗性澱粉，如地瓜、山藥、南瓜、玉米等，或全穀物食物，如糙米、胚芽米、雜糧麵包等。

但減重時不吃澱粉也不行，不僅體重會忽上忽下，基礎代謝率也無法提升，對減重並無幫助；且過度攝取也容易使胰島素不斷分泌，形成胰島素阻抗，而造成胰島素無法將血糖送進細胞而易罹患糖尿病。

建議不如調整澱粉的攝取方式，捨棄不好的澱粉，如精緻白米、精緻麵粉，改以地瓜、山藥等優質澱粉取代。

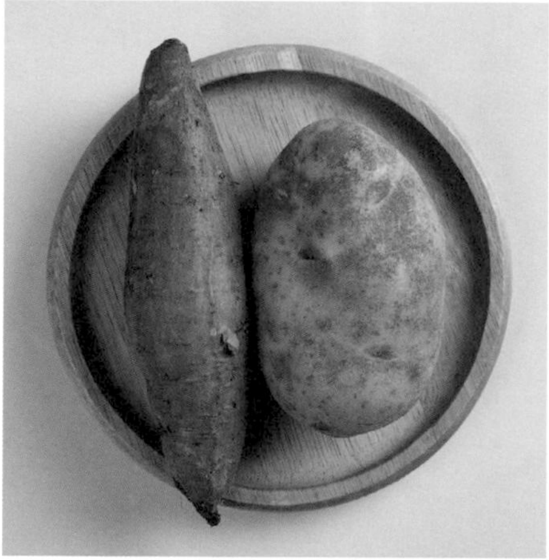

▲以優質澱粉取代精緻澱粉，不僅有助減重，也會更健康。

精緻澱粉會破壞人體內的糖分分解和胰島素分泌機制，讓吃下去的糖變成脂肪。換句話說，精緻澱粉會引發血糖濃度快速上升，如此一來，為了穩定血糖，胰島素開始分泌，並將澱粉變成脂肪儲存起來；由於胰島素大量分泌，以致血糖快速下降，便會產生飢餓感，讓人不由得又想要進食。

如果攝取優質澱粉，血糖不會快速上升，胰島素也不會過度分泌，反而會分泌可幫助身體燃燒脂肪的高血糖素，對減重才有幫助！

想要減重成功，還是要先能讓自己吃飽，有飽足感才有力氣認真減重，而適當攝取纖維質、蛋白質豐富的食物，可以讓飽足感維持得久一點。透過優質蛋白質及澱粉的攝取，能促進高血糖素分泌，避免血糖快速上升而使胰島素過度分泌，造成脂肪合成、飽足感減少的困擾，提高減重的成功率。

課程三

生酮飲食非人人適合

時下最夯的生酮飲食，對身體及健康究竟會有什麼影響？

什麼是生酮飲食？

生酮飲食（Ketogetic Diet）就是碳水化合物攝取量極小、蛋白質攝取量稍小、脂肪攝取量大的飲食方式，因為減少碳水化合物、蛋白質的攝取，而增加脂肪的攝取，因此會使體內葡萄糖減少，且葡萄糖的形成與分解也會受抑制，原有的脂肪與糖原會變成酮體作為能量來源。

身體細胞中的粒腺體（mitochondrion）在人體攝取足夠的葡萄糖時，會優先燃燒葡萄糖來產生人體生存及活動所需的能量，若有多餘，再以肝醣的方式儲存在肝臟，若再有多餘則以脂肪方式儲存起來，也就是內臟脂肪，所謂三酸甘油脂（中性脂肪）過高，就是碳水化合物攝取過高所致。

但是碳水化合物攝取量小的時候，血液中葡萄糖的含量也小，人體就會開始利用糖原及脂肪，將它們轉變成酮，取代葡萄糖作為細胞原料而進入粒線體克氏循環，以製造體內大部分能量的使用，它也是維持生命的根源。蛋白質攝取量不多，而當脂肪攝取量高時，脂肪會分解產生大量的乙醯輔酶A，細胞含大量的乙醯輔酶A時就會抑制葡萄糖的分解。

簡單來說，**生酮飲食作用的原則，就是讓葡萄糖的含量減少、抑制葡萄糖的生成與分解，使人體把既有糖原、脂肪轉變而生成酮體。**

哪些人適合生酮飲食？

生酮飲食早期是被用來治療癲癇的，癲癇患者在配合醫師的治療下進行生酮飲食。酮體最主要是提供了腦內神經細胞之另外的粒腺體能量，而因此可以產生很多穩定性神經傳導物質GABA（γ-aminobutyric acid），以改善過度興奮的癲癇病童患者。而根據相關的醫學研究，癌症、自閉症、憂鬱症、阿茲海默症、帕金森氏症、睡眠障礙、肥胖及第二型糖尿病等患者在配合醫師的治療下進行生酮飲食，對症狀緩解也有幫助。

在年齡方面，大部分的研究都建議適合執行生酮飲食的年齡階段是一到八歲，因為不到一歲的孩子酮體不容易維持，容易低血糖，而超過八歲的孩童因飲食習慣已經養成，也不易改變。八歲以上的孩童若有需要，在有決心及強烈的動機下，在醫師的監視下，是可以視需要進行生酮飲食的。

由於生酮飲食會透過肝臟將脂肪轉變為酮體，肝臟的負擔會增加，因此**肝臟健康的人才可以進行生酮飲食**。另外，時下有些追求健美身形及肌肉的健身族，也會透過執行生酮飲食，以達到減重、養肌肉的效果，但也因此會產生疲憊及注意力無法集中的情形，須注意**並不是任何人都適合生酮飲食，對於肝臟處理膽固醇功能有問題者、血脂肪偏高者、有**

高血壓問題的人都不適宜。事實上，這種飲食方式只宜短時間內操作，不建議持續性執行，尤其只要達到預定目標時，仍應該回歸均衡飲食的方式，讓身體細胞得到應有的營養，才能維持健康。

如何執行生酮飲食？

首先，**生酮飲食必須要配合醫師的治療執行，不建議自行從事。**其執行方式主要就是減少碳水化合物、蛋白質的攝取，並增加脂肪攝取，脂肪的攝取量要占總熱量的百分之八十。

生酮飲食的營養分配

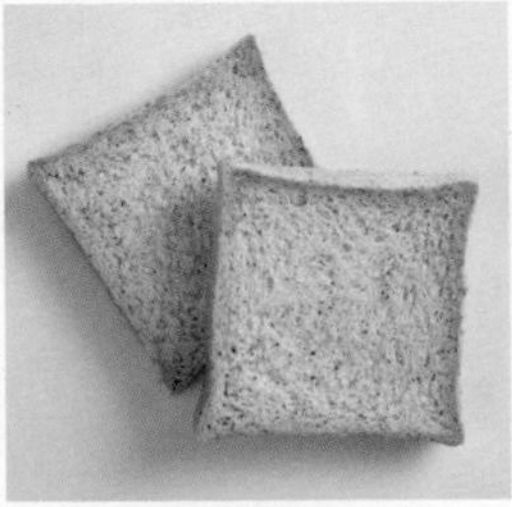

碳水化合物
每天攝取 25 公克以下

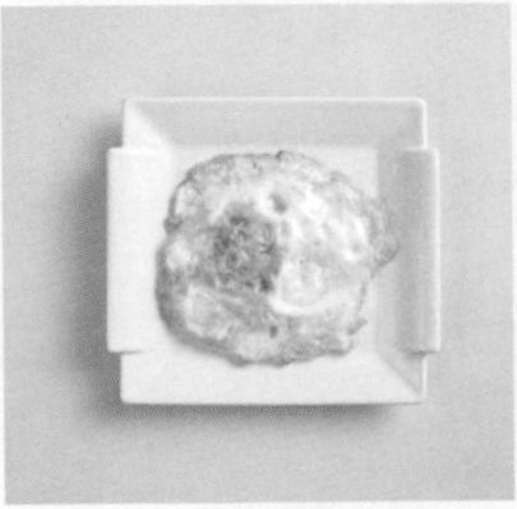

蛋白質
每天攝取 50 ～ 70 公克

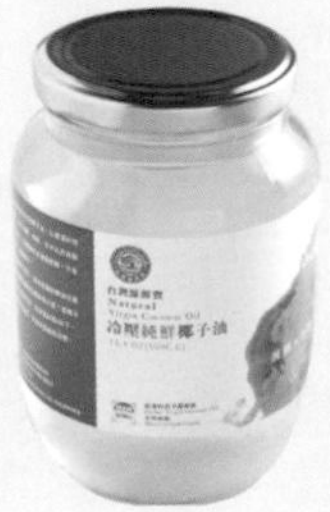

脂肪
每天攝取達總熱量的 80%

執行生酮飲食時，碳水化合物的攝取量要減少到每天二十五公克以下；若要迅速降低血糖、提升酮體，每天攝取不含纖維的碳水化合物要少於十二公克。另外，蛋白質的攝取量也必須減少到每天五十到七十公克的份量，這是肌肉維修所需的蛋白質最低需求量。而蔬菜可以正常吃，但水果要酌量攝取。

如何選擇生酮飲食的食物？

生酮飲食的食物要選用中鏈三酸甘油脂油品（如椰子油），與脫脂奶、肉類、蔬菜、不含熱量的人工甘味劑與飲料等。**肉類**可以選用不含碳水化合物，又含DHA的魚肉；**油品**可以選用橄欖油、椰子油、紫蘇油、苦茶油、麻油、深海魚油。為了避免飲食限制可能造成維生素、礦物質缺乏，也要補充不含醣類的維生素、礦物質的保健食品。更必須要注意的是，**生酮飲食是配合醫師的治療下所進行的一種輔助飲食法，而不是單獨進行的飲食法。**

生酮飲食的副作用及使用時間？

執行生酮飲食後，健康及精神狀態沒有改善，三個月就可以停止了。

生酮飲食可能會造成生理與心理健康方面的副作用，對身體的影響不容小覷。進行期間，可能出現血脂上升、水溶性維生素缺乏、視網膜神經病變、腎結石、高尿酸血症、便祕、腹瀉、腹痛、嘔吐、酮酸中毒、低血糖、膽結石、脫水、肝酶升高、胰腺炎、紅疹、噁心、體重減輕、煩躁不安、肌肉無力、疲倦、體力差、心臟波動改變、鈣質流失、維生素缺乏、生長遲緩、膽固醇升高等情形。

生酮飲食對生理、心理健康俱有一定的影響，因此務必在醫師或營養師的指導下進行，切莫自己從事，以免有不良後果。老話一句，任何減重方式都有其限制及難以預料的影響，唯均衡飲食加上運動才是健康不二法門。

悅讀健康系列 77Z

代謝平衡，健康瘦身〔2022 暢銷增修版〕

作　　者／洪泰雄
企畫選書／林小鈴
主　　編／潘玉女
協力編輯／張棠紅

行銷經理／王維君
業務經理／羅越華
總 編 輯／林小鈴
發 行 人／何飛鵬
出　　版／原水文化
台北市民生東路二段 141 號 8 樓
電話：（02）2500-7008　傳真：（02）2502-7676
E-mail：H2O@cite.com.tw　部落格：http://citeh2o.pixnet.net/blog/
發　　行／英屬蓋曼群島商家庭傳媒股份有限公司城邦分公司
台北市中山區民生東路二段 141 號 11 樓
書虫客服服務專線：02-25007718；25007719
24 小時傳真專線：02-25001990；25001991
服務時間：週一至週五上午 09:30 ～ 12:00；下午 13:30 ～ 17:00
讀者服務信箱：service@readingclub.com.tw
劃撥帳號／19863813；戶名：書虫股份有限公司
香港發行／城邦（香港）出版集團有限公司
香港灣仔駱克道 193 號東超商業中心 1 樓
電話：(852)2508-6231　傳真：(852)2578-9337
電郵：hkcite@biznetvigator.com
馬新發行／馬新發行／城邦（馬新）出版集團
41, Jalan Radin Anum, Bandar Baru Sri Petaling,
57000 Kuala Lumpur, Malaysia.
電話：(603) 90578822　傳真：(603) 90576622
電郵：cite@cite.com.my

內頁繪圖／盧宏烈
設計排版／劉麗雪
封面設計／劉麗雪
製版印刷／卡樂彩色製版印刷有限公司
初　　版／2011 年 5 月 3 日
增訂三版／2022 年 9 月 8 日
定　　價／400 元

ISBN: 978-626-96478-2-8（平裝）

國家圖書館出版品預行編目 (CIP) 資料

代謝平衡，健康瘦身 / 洪泰雄著 . -- 增訂三版 . --
臺北市：原水文化出版：英屬蓋曼群島商家庭傳媒股份有限公司城邦分公司發行, 2022.09
面；　公分 . -- (悅讀健康；77Z)
ISBN 978-626-96478-2-8(平裝)

1.CST: 健康飲食 2.CST: 新陳代謝 3.CST: 減重

411.3　　111013001